受験生の皆さんへ

　過去の問題に取り組む目的は、(1)出題傾向(2)出題方式(3)難易度(4)合格点を知り、これからの受験勉強に役立てることにあります。出題傾向などがつかめれば目的は達成したことになりますが、それを一歩深く進めるのが、受験対策の極意です。

　せっかく志望校の出題と取り組むのですから、本番に即した受験対策の場に活用すべきです。では、どうするのか。

　第一は、実際の入試と同じ制限時間を設定して問題に取り組むこと。試験時間が六十分なら六十分以内で挑戦し、時間配分を感覚的に身に付ける訓練です。

　二番目は、きっちりとした正答チェック。正解出来なかった問題は、正解できるまで、徹底的に攻略する心構えが必要です。間違えた場合は、単なるケアレスミスなのか、知識不足が原因のミスなのか、考え方が根本的に間違えていたためのミスなのか、きちんと確認して、必ず正解が書けるようにしておく。

　正答が手元にある過去問題にチャレンジしながら、正解できなかった問題をほったらかしにする受験生もいます。そのような受験生に限って、他の問題集をやっても、間違いを放置したまま、次の問題、次の問題と単に消化することだけに走っているのではないかと思います。過去問題であれ問題集であれ、間違えた問題は、正解できるまで必ず何度も何度も繰り返しチャレンジする。これが必勝の受験勉強法なことをお忘れなく。

入試問題検討委員会

【本書の内容】

1. 本書は過去6年間の問題と解答を収録しています。
2. 英語・化学の問題と解答を収録しています。尚、大学当局より非公表の問題は掲載していません。
3. 現在受験生を指導している、すぐれた現場の先生方による解答解説を掲載しています。
4. 本書は問題の微細な誤りをなくすため、実物の入試問題を大学より提供を受け、そのまま画像化して印刷しています。
   <u>平成31年度、令和2年度の試験問題には、実際の試験時間を入れています。</u>

　尚、本書発行にご協力いただきました先生方に、この場を借り、感謝申し上げる次第です。

目　　　次

令和2年度

問　題　と　解　説

英　語

問題

（50分）

2年度

【 I 】 次の英文を読み、問い（問1〜4）に答えよ。

　The documentary film "*Odayaka na Kakumei" (Gentle Revolution) depicts the efforts of communities to revitalize themselves with nature's gifts—trees, water and sunlight.

　I visited the *Itoshiro district of *Gujo, Gifu Prefecture, one of the featured communities.　Nestled at the foot of the Hakusan mountain range between the Hokuriku and Tokai regions, Itoshiro is regaining vitality through a small-scale hydroelectric generation project.

　Itoshiro thrived in the past as a base for pilgrims visiting Mount *Hakusan, which is (1)revered as a sacred peak.

　It was a bustling community with "inns hosting 1,000 visitors, with another 1,000 ascending the mountain and a further 1,000 descending" on any given day.　But after years of young people leaving the town (2)for good, Itoshiro's population dipped to 270 souls in about 110 households.

　(3)Harnessing the waters originating in Mount Hakusan was the catalyst for the community's revival.　Akihide Hirano, 42, proposed kick-starting the local economy by (4)generating electricity with water wheels and selling surplus power to major utilities.

　A native of the city of Gifu and formerly a management consultant with a foreign-affiliated company, Hirano had many successes behind him involving large-scale commercial facilities in the greater Tokyo area.

　"I kept feeling a sense of futility because (5)what I was doing boiled down to participating in cutthroat competition to attract customers and boost the bottom line," he said.

　Wanting (6)[① a ② contribute to ③ in ④ serves ⑤ that ⑥ society ⑦ to ⑧ way] others and promotes the common good, he started visiting Itoshiro regularly in 2007, and relocated there for years later.

　The hydroelectric generation venture helped (7) the local farm produce processing factory that had been idle.　A large-scale generator was installed with capital provided by local residents.　After the power generated became enough to (8)meet all local household needs, the venture was able to make a profit selling the surplus power.

Today, about 800 people visit Itoshiro annually to see the process for themselves.　And the community has started attracting a (9)steady stream of new residents.

Some communities in the nation are raising farm produce for local consumption.　I believe an era is approaching when this will apply to energy production and consumption as well.

The (10)stark realities of the Fukushima nuclear disaster have made innumerable people want to stop being uncritical buyers and consumers of electricity from conventional utilities.

注*：Odayaka na Kakumei：おだやかな革命（映画）／ Itoshiro：石徹白地区 ／ Gujo：郡上市 ／ Hakusan：白山

問1　本文中の下線部(1)、(3)、(8)、(9)、(10)の単語の意味に最も近いものを①～④の中から一つ選び、その番号をマークせよ。

(1)　下線部(1)revered　　1
　　① denied　② disappointed　③ frightened　④ respected

(2)　下線部(3)Harnessing　　2
　　① Drinking　② Polluting　③ Using　④ Wasting

(3)　下線部(8)meet　　3
　　① create　② emphasize　③ feel　④ fulfill

(4)　下線部(9)steady　　4
　　① constant　② meandering　③ rapid　④ sluggish

(5)　下線部(10)stark　　5
　　① favorable　② harsh　③ impressive　④ limited

問2　下線部(6)の[　]内の①～⑧の語句を意味が通るように並べ替え、5番目に来るものの番号をマークせよ。　　6

問 3 本文中の空欄(7)に入る最も適当な語を①～④の中から一つ選び、その番号をマークせよ。　7
　　① revive　② revived　③ reviving　④ to reviving

問 4 本文中の下線部(2)、(4)、(5)の意味として最も適当なものを①～④の中から一つ選び、その番号をマークせよ。

(1) 下線部(2)for good　8
　　① 利益のために　② 永久に
　　③ 善い行いのために　④ 仕事のために

(2) 下線部(4)generating electricity　9
　　①発電すること　②充電すること　③放電すること　④漏電すること

(3) 下線部(5)what I was doing boiled down to participating in cutthroat competition to attract customers and boost the bottom line　10
　　①究極のところ私が心底望んでいたのは、厳しい競争に参加して、顧客を満足させ、利益を伸ばすことでした
　　②突き詰めて考えると、私は顧客を集めて利益を伸ばすために、厳しい競争に加わっていただけでした
　　③私がやっていたことが行き詰まった結果、顧客を満足させて利益を伸ばすために厳しい競争に加わらざるを得なくなりました
　　④私がやっていたことは、厳しい競争の中で冷静さを取り戻し、顧客を集めて利益を伸ばすことでした

【Ⅱ】次の問い（問1～10）の英文中の空欄(11)～(20)に入る 最も適当なものを①～④の中から一つ選び、その番号をマークせよ。

問1 She (11) her mother in character.
　①　had been resembling　②　has been resembled
　③　is resembled　④　resembles

問2 Please call me as soon as he (12).
　①　arrived　②　arrives　③　is arriving　④　will arrive

問3 I'll be there (13) twenty minutes.
　①　at　②　in　③　on　④　past

問4 I was playing the piano and suddenly noticed that three hours had
　(14).
　①　elapsed　②　left　③　spent　④　run

問5 After Mary washed the cups, she put them upside (15) on the kitchen counter to dry.
　①　around　②　back　③　down　④　in

問6 However (16), be sure to call me tonight.
　①　late you may be　②　may be late you
　③　you may be late　④　you may to be late

問7 He can afford (17) the money for a world cruise.
　①　either the time and　②　either the time nor
　③　neither the time and　④　neither the time nor

問8 I have nothing particular to mention (18) this matter.
　①　as long as　②　take part in　③　to be sure　④　with regard to

問 9 Some are called good talkers, and (19) good listeners.
① another ② other ③ others ④ they

問 10 If it should rain tomorrow, I will (20) my departure till next week.
① bring about ② make sure ③ put off ④ take in

【Ⅲ】 次の問い(1)〜(5)の下線部①〜④のうち、語法上誤りのある箇所を一つ選び、その番号をマークせよ。なお、間違いがない場合は⑤をマークせよ。

(1) (21)
①No sooner had she sat down ②at his desk ③than she ④hit on the solution to her problem.

(2) (22)
①Many a ②student ③have made ④the same mistakes.

(3) (23)
He doesn't ①play ②tennis ③as well as he ④was used to.

(4) (24)
If you refuse ①doing your homework, you ②will be ③likely to fail ④the final test.

(5) (25)
They ①have been waiting ②for hours and must feel ③frustrated, but they appear ④calm.

【Ⅳ】 次の(1)〜(5)において、二つの文の意味がほぼ同じ意味になるように、(　)内の①〜④の中から最も適当なものを一つ選び、その番号をマークせよ。

(1) 26

The percentage of students going on to graduate school has peaked.
The percentage of students going on to graduate school (① has stopped decreasing ② has stopped increasing ③ is decreasing ④ is increasing).

(2) 27

Those who try hard will come out ahead.
Efforts will be (① criticized ② ignored ③ inherited ④ rewarded).

(3) 28

A brake has been applied to the dollar's appreciation.
The dollar's rise has been (① continuing ② halted ③ interacted ④ predicted).

(4) 29

Market prices have fallen for six consecutive months.
Market prices have fallen for six months (① continuing ② running ③ succeeding ④ postponing).

(5) 30

There is a probability that this bird is already extinct.
It is (① like ② liked ③ likelihood ④ likely) that this bird is already extinct.

【Ⅴ】　次の問い（問1～5）の日本語の文の意味に合うように[　　　]内の
　　　語句を並べ替えて意味の通る英文を作り、空欄(31)～
　　　(40)に入るものを一つ選び、その番号をマークせよ。

問1　春休みを利用して、海外へ旅行しましょう。
　　Let's (　　) (31) (　　) (32) (　　) (　　) abroad.
　　[① advantage　② of　③ take　④ the spring vacation
　　　⑤ to　⑥ travel]

問2　現代において、スマートフォンが欠かせないものであることは否定で
　　きない。
　　It cannot (　　) (33) (　　) (　　) (　　) (34)
　　(　　) smartphones in our modern life.
　　[① be　② cannot　③ denied　④ do　⑤ that　⑥ we
　　　⑦ without]

問3　彼は、ひどく混乱していたために善悪の区別をつけることができなか
　　った。
　　He (　　) (　　) (35) (　　) (　　) (36) (　　)
　　wrong.
　　[① distinguish　② from　③ right　④ to　⑤ too　⑥ upset
　　　⑦ was]

問4　私は身に覚えのないことで非難されている。
　　I am being blamed (　　) (　　) (37) (　　) (　　)
　　(38) (　　) (　　).
　　[① do　② for　③ have　④ I　⑤ nothing　⑥ something
　　　⑦ to　⑧ with　]

問5　彼女は、庭の雑草を全て取り除く効果的な方法を探しているところである。

She is (　　　) (　　　) (39) (　　　) (　　　) (40) (　　　)
(　　　) the weeds in her yard.

[① all　② an effective method　③ for　④ get　⑤ looking
　⑥ of　⑦ rid　⑧ to　]

化　学

問題
（50分）

2 年度

必要ならば，つぎの数値を用いなさい。

原子量：H = 1，C = 12，O = 16，Cl = 35.5，Ca = 40

アボガドロ定数：$N_A = 6.02 \times 10^{23}$ / mol

水 H_2O のイオン積 $K_w = 1.0 \times 10^{-14}$ (mol / L)^2 (25 ℃)

$\log_{10} 2 = 0.30$，$\log_{10} 3 = 0.48$，$\sqrt{2} = 1.4$，$\sqrt{3} = 1.7$

なお，気体はすべて理想気体であるものとし，その標準状態における体積は 22.4 L / mol とする。

【 I 】　つぎの文章を読んで，以下の問いに答えよ。

　　原子は，物質を構成する微粒子であり，その中心にある原子核と，そのまわりに存在するいくつかの　ア　から構成されている。原子核は，電荷をもつ　イ　と電荷をもたない　ウ　とからできているため，原子核は全体として　エ　の電荷をもっている。　ア　は　オ　の電荷をもっており，　ア　1 個がもつ電荷と　イ　1 個がもつ電荷は，符号は異なるが，その絶対値は等しい。すなわち，原子に含まれる　ア　の数と　イ　の数は等しいので，原子全体では電気的に中性となる。

　　　イ　と　ウ　の質量はほぼ等しく，　ア　の質量はそれらの約 1840 分の 1 である。そのため，原子の質量は原子核の質量にほぼ等しい。また，原子核に含まれている　イ　の数と　ウ　の数の和を質量数という。

問 1　　ア　～　オ　にあてはまる語句の正しい組合せはどれか。

	ア	イ	ウ	エ	オ
①	電子	陽子	中性子	正	負
②	電子	陽子	中性子	負	正
③	電子	中性子	陽子	正	負
④	電子	中性子	陽子	負	正
⑤	陽子	電子	中性子	正	負
⑥	陽子	電子	中性子	負	正
⑦	陽子	中性子	電子	正	負
⑧	陽子	中性子	電子	負	正
⑨	中性子	電子	陽子	正	負
⑩	中性子	電子	陽子	負	正

問2 ～ 8　つぎの a ～ e の原子について，以下の問いに答えよ。ただし，M1 ～ M5 は仮の元素記号とする。

　　a　$^{4}_{2}M1$　　　　b　$^{7}_{3}M2$　　　　c　$^{14}_{7}M3$　　　　d　$^{23}_{11}M4$　　　　e　$^{35}_{17}M5$

問2　第1イオン化エネルギーが最も大きいのはどれか。

問3　不対電子の数が 3 であるのはどれか。

問4　最も 1 価の陰イオンになりやすいのはどれか。

問5　価電子の数が 0 であるのはどれか。

【問 2 ～ 5 の解答群】
　　①　a　　　　　②　b　　　　　③　c　　　　　④　d　　　　　⑤　e

問6　最外殻電子の数が同じであるのはどれとどれか。

問7　1 つの原子の中で，陽子の数と中性子の数が同じであるのはどれとどれか。

問8　互いに同族元素であるのはどれとどれか。

【問 6 ～ 8 の解答群】
　　①　(a, b)　　　②　(a, c)　　　③　(a, d)　　　④　(a, e)　　　⑤　(b, c)
　　⑥　(b, d)　　　⑦　(b, e)　　　⑧　(c, d)　　　⑨　(c, e)　　　⑩・(d, e)

【Ⅱ】 以下の問いに答えよ。

問9 水酸化カルシウム 3.7×10^{-1} g の物質量は何 mol か。最も近い値はどれか。

① 1.2×10^{-3} ② 2.5×10^{-3} ③ 5.0×10^{-3} ④ 6.5×10^{-3} ⑤ 1.0×10^{-2}
⑥ 1.2×10^{-2} ⑦ 2.5×10^{-2} ⑧ 5.0×10^{-2} ⑨ 6.5×10^{-2} ⑩ 1.0×10^{-1}

問10 水酸化カルシウム 3.7×10^{-1} g に含まれる水酸化物イオンの数は何個か。
　　 最も近い値はどれか。

① 1.0×10^{20} ② 3.0×10^{20} ③ 5.5×10^{20} ④ 6.0×10^{20} ⑤ 3.0×10^{21}
⑥ 4.0×10^{21} ⑦ 6.0×10^{21} ⑧ 1.0×10^{22} ⑨ 2.5×10^{22} ⑩ 6.0×10^{22}

問11 水酸化カルシウム 3.7×10^{-1} g を水に溶かして 0.25 L の水溶液にした。この水
　　 酸化カルシウム水溶液のモル濃度は何 mol / L か。最も近い値はどれか。

① 2.0×10^{-3} ② 2.5×10^{-3} ③ 5.0×10^{-3} ④ 8.0×10^{-3} ⑤ 1.0×10^{-2}
⑥ 2.0×10^{-2} ⑦ 2.5×10^{-2} ⑧ 4.0×10^{-2} ⑨ 5.0×10^{-2} ⑩ 1.0×10^{-1}

問12 25 °C において，水酸化カルシウム 3.7×10^{-1} g を水に溶かして 0.25 L の水溶液
　　 にした。この水酸化カルシウム水溶液の 水素イオン指数 pH はいくらか。最も近
　　 い値はどれか。ただし，水酸化カルシウムは水溶液中で完全に電離しているもの
　　 とする。

① 1.4   ② 1.7   ③ 2.0   ④ 3.9   ⑤ 4.7
⑥ 10.0   ⑦ 10.7   ⑧ 11.3   ⑨ 12.0   ⑩ 12.6

問13 20 % 塩酸（密度 1.1 g / cm³）のモル濃度は何 mol / L か。最も近い値はどれか。

① 2.5×10^{-1} ② 7.5×10^{-1} ③ 1.5   ④ 2.0   ⑤ 2.5
⑥ 3.0   ⑦ 5.0   ⑧ 6.0   ⑨ 9.0   ⑩ 12

問 14　25 ℃において，20 ％塩酸（密度 1.1 g / cm³）を水で 1200 倍に希釈した。
　　　この希釈した塩酸の水素イオン指数 pH はいくらか。最も近い値はどれか。
　　　ただし，塩化水素は水溶液中で完全に電離しているものとする。

　　① 1.4　　　② 1.7　　　③ 2.0　　　④ 2.3　　　⑤ 2.7
　　⑥ 3.0　　　⑦ 3.5　　　⑧ 4.1　　　⑨ 4.5　　　⑩ 4.7

【Ⅲ】　つぎの文章を読んで，以下の問いに答えよ。

　原子・分子・イオンなどの構成粒子が，繰り返し規則正しく配列している固体を結晶という。そして結晶中の粒子の立体的な配列構造を結晶格子，結晶格子の最小の繰り返し単位を単位格子という。イオン結晶は多数の陽イオンと陰イオンがイオン結合で結びついた結晶であり，一般に融点が　ア　，外部からの力に　イ　。また，イオン結晶は固体の状態で電気伝導性が　ウ　。一方，金属結合でできている結晶を金属結晶という。金属結晶の多くは，同じ大きさの球を最も密に詰め込んだ構造，あるいは少し隙間のある結晶構造をとる。

　金属結晶であるナトリウムは，下図（左）のような体心立方格子，すなわち単位格子は立方体で，その中心と各頂点にナトリウム原子が配列した構造をしている（〇はナトリウム原子の中心位置を示す）。この単位格子の一辺の長さをaとすると，下図（右）のACの長さは$\sqrt{2} \times a$，AGの長さは　エ　となる。なお，下図（右）のように結晶中の原子（●）は球形で，最も近い原子は互いに接しているものとすると，単位格子の一辺の長さから原子半径を求めることができる。すなわち，ナトリウムの結晶では，断面AEGCに注目することで原子半径が求まる。

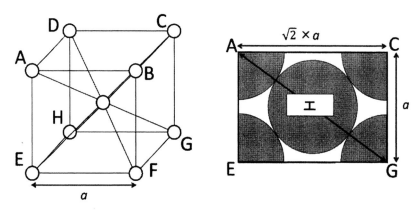

問15　ア　～　ウ　にあてはまる語句の正しい組合せはどれか。

	ア	イ	ウ		ア	イ	ウ
①	高く	強い	ある	⑤	低く	強い	ある
②	高く	もろい	ある	⑥	低く	もろい	ある
③	高く	強い	ない	⑦	低く	強い	ない
④	高く	もろい	ない	⑧	低く	もろい	ない

問16　常温・常圧でナトリウムと同じ結晶構造である金属はどれか。

　　① Fe　　　② Ag　　　③ Mg　　　④ Al　　　⑤ Cu

問17　1個のナトリウム原子に隣接している他のナトリウム原子の数はいくつか。

問18　単位格子中に含まれるナトリウム原子の数はいくつか。

【問17，18の解答群】

　　① 2　　　　　② 3　　　　　③ 4　　　　　④ 6
　　⑤ 8　　　　　⑥ 10　　　　　⑦ 12　　　　　⑧ 14

問19　ナトリウム原子の原子半径を　エ　より求めると何 nm か。最も近い値はどれか。ただし，下線部の a の長さを 4.0×10^{-1} nm とする。

　　① 1.2×10^{-1}　② 1.5×10^{-1}　③ 1.7×10^{-1}　④ 2.0×10^{-1}
　　⑤ 2.4×10^{-1}　⑥ 3.0×10^{-1}　⑦ 3.4×10^{-1}　⑧ 3.6×10^{-1}

問20　結晶に関するつぎの記述のうち，正しいものの組合せはどれか。

　a　ドライアイスの中で二酸化炭素分子どうしを結び付けている力は分子間力である。
　b　氷の結晶は隙間の多い構造をとるため，水が凝固して氷になると体積が増加する。
　c　ダイヤモンドは正六角形を基本単位とする層状の平面構造を形成する。
　d　体心立方格子の充填率（単位格子中の原子が占める体積の割合）は，面心立方格子のそれに比べ大きい。

　　① (a, b)　　② (a, c)　　③ (a, d)　　④ (b, c)　　⑤ (b, d)　　⑥ (c, d)

【Ⅳ】　　つぎの文章を読んで，以下の問いに答えよ。

　炭素 C，水素 H，酸素 O のみからなる有機化合物の元素分析は，一般的に，下図（概略図）に示す吸収管 I および II を連結した燃焼管を用いた燃焼法で行う。

　まず，精製された試料の質量を精密に量った後，その試料を乾燥した酸素 O_2 を通しながら　ア　存在下で完全に燃焼させる。その際，生じた　イ　は　ウ　を充填した吸収管 I に，また生じた　エ　は　オ　を充填した吸収管 II にそれぞれ吸収させる。吸収管 I と II のそれぞれの質量の増加分から，　イ　と　エ　の質量を求めることで，試料中の H と C の質量を計算することができる。

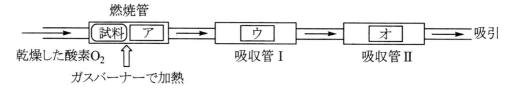

　C，H，O のみからなる有機化合物 A について，以下の実験 (1) ～ (3) を行なった。

　実験 (1)　有機化合物 A 36.0 mg を完全燃焼させたところ，吸収管 I は 43.2 mg，吸収管 II は 79.2 mg の質量増加があった。

　実験 (2)　有機化合物 A 7.50 g をある温度ですべて気体にしたところ，その体積は標準状態に換算して 2.80 L であった。

　実験 (3)　有機化合物 A にヨウ素と水酸化ナトリウム水溶液を加えて反応させると，特有の臭気をもつ黄色沈殿が生じた。

問 21　　ア　，　ウ　および　オ　にあてはまる物質として，最も適切な組合せはどれか。

	ア	ウ	オ
①	酸化銅 (I)	塩化カルシウム	ソーダ石灰
②	酸化銅 (I)	ソーダ石灰	水酸化ナトリウム
③	酸化銅 (I)	塩化ナトリウム	ソーダ石灰
④	酸化銅 (I)	塩化カルシウム	塩化ナトリウム
⑤	酸化銅 (I)	ソーダ石灰	塩化カルシウム
⑥	酸化銅 (II)	塩化カルシウム	ソーダ石灰
⑦	酸化銅 (II)	ソーダ石灰	水酸化ナトリウム
⑧	酸化銅 (II)	塩化ナトリウム	塩化カルシウム
⑨	酸化銅 (II)	塩化カルシウム	塩化ナトリウム
⑩	酸化銅 (II)	ソーダ石灰	塩化カルシウム

問 22 　 イ 　と　 エ 　にあてはまる物質として，最も適切な組合せはどれか。

	イ	エ		イ	エ
①	二酸化炭素	酸素	⑤	酸素	水
②	二酸化炭素	水	⑥	酸素	二酸化炭素
③	水	酸素	⑦	水素	酸素
④	水	二酸化炭素	⑧	水素	二酸化炭素

問 23 　燃焼管に入れる　 ア 　の色として，最も適切なものはどれか。

　　① 　白色　　　　② 　青色　　　　③ 　赤色　　　　④ 　黄色　　　　⑤ 　黒色

問 24 　 ウ 　と　 オ 　に関するつぎの記述のうち，正しいものの組合せはどれか。

a 　 ウ 　は潮解性がある。
b 　 ウ 　は石灰石や大理石の主成分である。
c 　 オ 　は　 イ 　も吸収する性質がある。
d 　 オ 　は重曹ともよばれ，胃の制酸剤などに利用される。

　　① 　(a, b)　　② 　(a, c)　　③ 　(a, d)　　④ 　(b, c)　　⑤ 　(b, d)　　⑥ 　(c, d)

問 25 　有機化合物 A の分子量はいくらか。最も近い値はどれか。

　　① 　44　　　　② 　46　　　　③ 　48　　　　④ 　58
　　⑤ 　60　　　　⑥ 　68　　　　⑦ 　74　　　　⑧ 　88

問 26 　有機化合物 A に関するつぎの記述のうち，正しいものの組合せはどれか。

a 　A を硫酸酸性の二クロム酸カリウム水溶液で酸化したときに得られる化合物は，
　　ヨードホルム反応を呈する。
b 　A には，A を含め 3 種の異性体が存在する。
c 　A は酢酸カルシウムを熱分解（乾留）することで得られる。
d 　1 mol の A に十分な量のナトリウムの単体を加えると，2 mol の水素 H_2 が発生
　　する。

　　① 　(a, b)　　② 　(a, c)　　③ 　(a, d)　　④ 　(b, c)　　⑤ 　(b, d)　　⑥ 　(c, d)

英 語

解答 2年度

Ⅰ

問1

〔解答〕

⑴ ④

⑵ ③

⑶ ④

⑷ ①

⑸ ②

〔出題者が求めたポイント〕

下線部言い換え（英語）

〔解答のプロセス〕

⑴ revere ～「～を崇敬する」＝ respect ～「～を尊敬する」

⑵ harness ～「（自然力）を利用する」＝ use ～

⑶ meet ～「（必要）を満たす」＝ fulfill ～

⑷ steady「一定の、着実な」＝ constant「一定の、絶えず続く」

⑸ stark「厳しい」＝ harsh「厳しい」

問2

〔解答〕

①

〔出題者が求めたポイント〕

語句整序

〔解答のプロセス〕

完成した文章

　Wanting to contribute to society in a way that serves (others and promotes the common good, he started visiting Itoshiro regularly in 2007, and relocated there for years later.)

Wanting ～ good は主節を修飾する分詞構文、that は関係代名詞、and（等位接続詞）が serves others と promotes the common good を結んでいる

contribute to ～「～に貢献する」in a way that ～「～なやり方で」serve ～「（人）に奉仕する」

問3

〔解答〕

①

〔出題者が求めたポイント〕

空所補充（語法）

〔解答のプロセス〕

help (to) V ～「～するのに役立つ、～するのを促進する」

問4

〔解答〕

⑴ ②

⑵ ①

⑶ ②

〔出題者が求めたポイント〕

下線部言い換え（日本語）

〔解答のプロセス〕

⑴ for good「永遠に」

⑵ generate ～「～を生み出す」electricy「電気」

⑶ what I was doing「私がやっていたこと」boil down to ～「（問題・状況などが）つまるところ～ということになる」、participate in ～「～に参加する」cutthroat competition「（食うか食われるかの）熾烈な競争」attract customers「顧客を引きつける」boost「～を押し上げる、増加する」bottom line「最終的な収益」

下線部の直訳「私がやっていたことはつまるところ、顧客を引きつけ利益を上げるために熾烈な競争に加わっていたことだった」

〔全文訳〕

　ドキュメンタリー映画「おだやかな革命」は、地域社会が木や水や日の光などの自然の恵みを使って自らを活性化する努力を描いていたものだ。

　私はこのドキュメンタリーに登場する地域の一つ、岐阜県郡上市石徹白地区を訪れた。北陸地方と東海地方にまたがる白山連邦のふもとに位置する石徹白は、小規模水力発電事業を通じて活力を取り戻しつつある。

　石徹白はかつて、聖山として崇められる白山を訪れる巡礼者の拠点として栄えた。

　そこには千人が宿泊できる宿があり、どの日でも山を上る人が千人、降りる人も千人いるような活気ある地域だった。しかし、何年にもわたって若者が街を出て戻ってこなかった結果、人口が10世帯、270人に落ち込んだ。

　白山から流れ出る水源を利用することが地域復活のきっかけとなった。平野彰秀(42)は水車を使って発電し、余剰電力を大手電力会社に販売することで地元経済を促進することを提案した。

　岐阜市出身で元外資系の経営コンサルタントをやっていた半野は、東京という大都市で、大型商業施設に関わって数々の成功を収めてきた。

　「ずっと徒労感を感じていました、というのも、突き詰めて考えると、私は顧客を満足させて利益を伸ばすために、厳しい競争に加わっていただけでしたから」と、彼は言った。

　他の人々の役に立ち、公益のためになるようなやり方で社会に貢献したかった彼は、2007年に石徹白を定期的に訪れ始めた、そして数年後に移住したのだった。

　水力発電事業は、稼働していなかった地元の農産物加工場の復活に役立った。地元住民が拠出した資本で大型の発電機が設置された。発電量が地元住民の需要を十分満たすようになった後、余剰電力を売って利益を上げることができた。

　今では、自身でそのプロセスを見ようと、年間800人もの人が石徹白を毎年訪れる。

　日本には地産地消で農産物を作っている地域社会があ

る。この地産地消がエネルギーにも当てはまる時代が来つつある、と思う。

　福島の原発事故の厳しい現実は、多くの人に従来の電力会社から無批判に電気を買い消費するのはやめたい、と思わせたのである。

Ⅱ

〔解答〕
問 1　④
問 2　②
問 3　②
問 4　①
問 5　③
問 6　①
問 7　④
問 8　④
問 9　③
問10　③

〔出題者が求めたポイント〕
文法語法・語彙（選択）

〔解答のプロセス〕
問 1　S ＋ resemble ＋ O「S は O に似ている」
問 2　as soon as ～「～するとすぐに」時の副詞節中なので未来の事柄でも現在時制を用いる
問 3　in ～「今から～後に、～経って」
問 4　elapse（＝ pass, go by）「（時が）経つ、経過する」
問 5　upside down「逆さまに」put ～ upside down「～を逆さまにして置く」
問 6　However ～「どんなに～でも」は直後に（形容詞／副詞）を置いて、譲歩節を作る
問 7　neither A nor B「A も B もどちらも～ない」
問 8　with regard to ～「～に関して」
問 9　Some ～, and others ～「～な人もいれば、～な人もいる」
問10　put off ～「～を延期する」

Ⅲ

〔解答〕
(1)　⑤
(2)　③→ has
(3)　④→ used to
(4)　①→ to do
(5)　⑤

〔出題者が求めたポイント〕
誤文訂正

〔解答のプロセス〕
(1)　sit down at one's desk「机に向かう、腰を下ろす」No sooner had ＋ S ＋過去分詞 ～ than ＋ S ＋過去形…「～するとすぐに…」hit on a solution「解決法を思いつく」
(2)　many a ＋名詞単数形「多数の～」は、全体で単数扱い

(3)　「彼は以前ほどテニスが上手くない」という現在と過去の比較なので、be used to Ving ～「～に慣れている」ではなく、過去の習慣を表す助動詞 used to V ～「以前は～したものだった」
(4)　refuse to V ～「～することを断る、拒む」
(5)　(be) frustrated「イライラして」be calm「落ち着いて」

Ⅳ

〔解答〕
(1)　②
(2)　④
(3)　②
(4)　②
(5)　④

〔出題者が求めたポイント〕
同意文完成

〔解答のプロセス〕
(1)　「大学院に進学する生徒の割合はピークに達した」
　＝「大学院に進学する生徒の割合は増加が止まった」
　peak「頂点に達する」
(2)　「一生懸命頑張る者は得をする」
　＝「努力は報われる」
　come out ahead「優位に立つ、得する」be rewarded「報われる」
(3)　「ドル高に歯止めがかかった」
　＝「ドル高が食い止められた」
　apply a brake to ～「～に歯止めをかける」appreciation「（価格などの）上昇」
　halt ～「～を止める」
(4)　「市場価格は 6 か月連続で下落した」
　＝「市場価格は 6 か月連続で下落した」
　consecutive「連続する」は形容詞で（名詞）の前に、running「連続して」は副詞で、（名詞）の後に置く
(5)　「この鳥はすでに絶滅している可能性がある」
　＝「この鳥はすでに絶滅しているだろう」
　probability that ～「～という可能性」It is likely that ～「おそらく～だろう」

Ⅴ

〔解答〕
問 1　①－④
問 2　③－④
問 3　⑥－③
問 4　④－⑦
問 5　②－⑦

〔出題者が求めたポイント〕
整序問題（語句）

〔解答のプロセス〕

問1 (Let's) take advantage of the spring vacation to travel (abroad).

take advantage of ～「～を利用する」

問2 (It cannot) be denied that we cannot do without (smartphones in our modern life).

It cannot be denied that ～（形式主語構文）「～は否定できない」do without ～「～なしで済ます」

問3 (He) was too upset to distinguish right from (wong).

Be upset「動揺している」too ～ to V…「～過ぎて…できない」distinguish A from B「B と A を区別する」

問4 (I am being blamed) for something I have nothing to do with.

blame someone for ～「～の理由で(人)を非難する」have nothing to do with ～「～と関係がない」something と I の間に目的格の関係代名詞が省略

問5 (She is) looking for an efficient method to get rid of all (the weeds in her yard).

look for ～「～を探す」get rid of ～「～を取り除く」

化 学

解答

2年度

I

〔解答〕

問1 ①
問2 ①
問3 ③
問4 ⑤
問5 ①
問6 ⑥
問7 ②
問8 ⑥

〔出題者が求めたポイント〕

原子の構造，質量数，イオン化エネルギー，価電子

〔解答のプロセス〕

問1 原子の構造は次のようになる。原子核のまわりを電子が取り巻いており，原子核は陽子と中性子からなる。陽子の数は原子番号と等しく，質量数は陽子の数と中性子の数の和で表される。

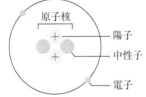

原子核 ── 陽子
── 中性子
── 電子

問2 左上の数字が質量数，左下の数字が原子番号(陽子の数)をあらわす。よって，a は He, b は Li, c は N, d は Na，e は Cl である。原子から最外殻電子1個を取り去って，1価の陽イオンにするのに必要なエネルギーをイオン化エネルギーという。イオン化エネルギーが大きい原子ほど陽イオンになりにくいので，希ガス(貴ガス)の He を選ぶ。

問3 それぞれの電子式は次の通りである。

He: Li・   ・N̈・   Na・   :C̈l・

問4 1価の陰イオンになりやすい元素は17族のハロゲンである。

問5 価電子の数は最外殻電子の数と等しく，族番号の1の位の値になる。しかし，希ガス(貴ガス)のみ例外で価電子の数は0個となる。

問6 問5より同族元素を選べばよい。

問7 質量数＝陽子の数＋中性子の数より，それぞれの中性子の数は，a は2個，b は4個，c は7個，d は12個，e は18個である。

問8 問6と同様である。

II

〔解答〕

問9 ③

問10 ⑦
問11 ⑥
問12 ⑩
問13 ⑧
問14 ④

〔出題者が求めたポイント〕

物質量，モル濃度，pH，濃度の変換

〔解答のプロセス〕

問9 水酸化カルシウム $Ca(OH)_2$ のモル質量は $74\,g/mol$ であるので，

$$\frac{3.7 \times 10^{-1}}{74} = 5.0 \times 10^{-3}\,mol$$

問10 水酸化カルシウム $Ca(OH)_2$ 1 mol に水酸化物イオンは 2 mol 含まれるので，

$$5.0 \times 10^{-3} \times 6.02 \times 10^{23} \times 2 = 6.02 \times 10^{21}$$

問11 水酸化カルシウム $Ca(OH)_2$ 5.0×10^{-3} mol を 0.25 L の水溶液にしているので，

$$\frac{5.0 \times 10^{-3}}{0.25} = 2.0 \times 10^{-2}\,mol/L$$

問12 $[OH^-]$＝価数×モル濃度×電離度

$$= 2 \times 2.0 \times 10^{-2} \times 1.0 = 4.0 \times 10^{-2}$$

$$pOH = -\log_{10}[OH^-] = 2 - 2\log_{10}2$$

$$= 2 - 0.60 = 1.4$$

$pH + pOH = 14$ より，$pH = 12.6$

問13 水溶液の体積 1 L($1000\,cm^3$)で考える。この水溶液の質量は，密度が $1.1\,g/cm^3$ なので，

$$1000 \times 1.1 = 1100\,g$$

質量パーセント濃度が 20% なので，溶質の質量は，

$$1100 \times \frac{20}{100} = 220\,g$$

HCl のモル質量は $36.5\,g/mol$ なので，220 g の HCl は

$$\frac{220}{36.5} = 6.03\,mol$$

よって，求めるモル濃度は，$\dfrac{6.03}{1} = 6.03\,mol/L$

問14 希釈後のモル濃度は，$\dfrac{6.0}{1200} = 5.0 \times 10^{-3}\,mol/L$

よって，

$$[H^+] = 1 \times 5.0 \times 10^{-3} \times 1.0 = 5.0 \times 10^{-3}$$

$$pH = -\log_{10}[H^+] = 3 - \log_{10}5.0$$

$$= 3 - \left(\log_{10}\frac{10}{2}\right)$$

$$= 3 - (\log_{10}10 - \log_{10}2) = 3 - (1 - 0.30) = 2.3$$

III

〔解答〕

問15 ④
問16 ①
問17 ⑤

問18 ①
問19 ③
問20 ①

〔出題者が求めたポイント〕
イオン結晶とイオン結合，金属結晶，体心立方格子，結晶の性質

〔解答のプロセス〕
問15　イオン結晶はイオン結合が強いので，一般に，融点が高くて硬いが，強い力を加えると結晶の特定な面に沿って割れやすいので，もろい。固体では電気を通さないが，溶液にしたり，融解したりするとイオンに電離するため電気を通す。
問16　Na は体心立方格子であるので，体心立方格子の金属を選ぶ。
問17　図の色のついた Na 原子が隣接している原子になる。

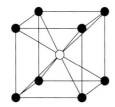

問18　体心立方格子は下図のようにあらわされる。

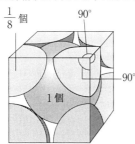

中心に原子が1個と頂点$\left(\dfrac{1}{8}$サイズ$\right)$に8個の原子が存在するので，

$$1 + 8 \times \dfrac{1}{8} = 2$$

問19　Na の原子半径を r〔nm〕とすると次の関係が成り立つ。

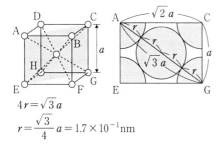

$$4r = \sqrt{3}\,a$$
$$r = \dfrac{\sqrt{3}}{4}\,a = 1.7 \times 10^{-1}\,\text{nm}$$

問20　a　(正)ドライアイスは分子結晶で，分子結晶は分子間にファンデルワールス力がはたらいている。
　　b　(正)氷の結晶は隙間の多い結晶構造をとる。よっ

て，水が凝固して氷になると体積が増加し，密度は減少する。
　　c　(誤)ダイヤモンド→黒鉛　ダイヤモンドは正四面体を基本単位とする立体構造を形成する。一方，黒鉛は正六角形を基本単位とする層状の平面構造を形成する。
　　d　(誤)大きい→小さい　体心立方格子の充填率は68％，面心立方格子の充填率は74％である。

Ⅳ

〔解答〕
問21　⑥
問22　④
問23　⑤
問24　②
問25　⑤
問26　①

〔出題者が求めたポイント〕
元素分析，Ca の化合物の性質，ヨードホルム反応，アルコールの性質

〔解答のプロセス〕
問21，22　試料は，酸化銅(Ⅱ)→塩化カルシウム→ソーダ石灰の順に通す。酸化銅(Ⅱ)は，試料を完全燃焼させるための酸化剤。塩化カルシウムで H_2O を吸収し，ソーダ石灰で CO_2 を吸収する。
問24　a　(正)潮解とは，固体を空気中に放置すると，空気中の水分を吸収して，溶ける現象のことである。$CaCl_2$ や $NaOH$ がこの性質をもつ。
　　b　(誤)$CaCl_2 \longrightarrow CaCO_3$
　　c　(正)
　　d　(誤)$CaO \longrightarrow NaHCO_3$　ソーダ石灰は，酸化カルシウムを濃い水酸化ナトリウム水溶液に浸し，これを加熱乾燥してつくる。
問25　分子量を M とおくと，実験(2)より次の関係式が成り立つ。

$$\dfrac{7.50}{M} = \dfrac{2.80}{22.4}$$
$$M = 60$$

問26　実験(1)より吸収された H_2O は 43.2mg，吸収された CO_2 は 79.2mg であるので，

C の質量：　$79.2 \times \dfrac{12}{44} = 21.6$ mg

H の質量：　$43.2 \times \dfrac{2}{18} = 4.8$ mg

O の質量：　$36.0 - (21.6 + 4.8) = 9.6$ mg

求める有機化合物 A の組成式を $C_xH_yO_z$ とおく。

$$x : y : z = \dfrac{21.6}{12} : \dfrac{4.8}{1} : \dfrac{9.6}{16} = 1.8 : 4.8 : 0.6 = 3 : 8 : 1$$

問25 より求める化合物の分子量は 60 なので，

$$(C_3H_8O)_n = 60 \quad n = 60$$

よって，$n = 1$ となり，有機化合物 A の分子式も C_3H_8O となる。

実験(3)より有機化合物 A はヨードホルム反応を示すので，CH_3CO-R の構造や $CH_3CH(OH)-R$ の構造をもつ。分子式より不飽和結合はもたないので，有機化合物 A の構造式は次のように決まる。

$$CH_3-\underset{\underset{OH}{|}}{\overset{\overset{H}{|}}{C}}-CH_3$$

a　(正) 有機化合物 A を二クロム酸カリウム水溶液で酸化すると，

$$CH_3-\underset{\underset{O}{\|}}{C}-CH_3$$

のアセトンが生成する。よって，ヨードホルム反応を示す。

b　(正) 有機化合物 A のほかに次の化合物が考えられる。

$$CH_3-CH_2-CH_2-OH$$
$$CH_3-O-CH_2-CH_3$$

c　(誤) 次の反応によりアセトンが得られる。

$$(CH_3COO)_2Ca \longrightarrow CH_3COCH_3 + CaCO_3$$

d　(誤) $2\,mol \rightarrow \dfrac{1}{2}\,mol$

$$2CH_3-\underset{\underset{OH}{|}}{\overset{\overset{H}{|}}{C}}-CH_3 + 2Na \longrightarrow 2CH_3-\underset{\underset{ONa}{|}}{\overset{\overset{H}{|}}{C}}-CH_3 + H_2$$

平成31年度

問 題 と 解 説

英 語

問題

（50分）

31年度

【 I 】 次の英文を読み、問い（問 1〜4）に答えよ。

The world's oceans are littered with trillions of pieces of plastic—bottles, bags, toys, fishing nets and more, mostly in tiny particles—and now this seaborne junk is making its way into the Arctic.

In a study published April 19 in Science Advances, a group of researchers from the University of Cadiz in Spain and several other institutions show that a major ocean current is carrying bits of plastic, from the North Atlantic, to the Greenland and Barents seas, and （ ア ） them there—in surface waters, in sea ice and possibly on the ocean floor.

Because climate change is already shrinking the Arctic sea ice cover, (1)more human activity in this still-isolated part of the world is increasingly likely as navigation becomes easier. As a result, plastic pollution, which has grown significantly around the world since 1980, could spread more widely in the Arctic in decades （ イ ）, the researchers say.

Every year, about 8 million tons of plastic gets into the ocean, and scientists estimate that there may be as much as 110 million tons of plastic trash in the ocean. (2)Though the environmental effects of plastic pollution are not fully understood, plastic pollution has made its way into the food chain. Plastic debris in the ocean was thought to accumulate in big patches, mostly in subtropical gyres—big currents that converge in the middle of the ocean—but scientists estimate that only about 1 percent of plastic pollution is in these gyres and other surface waters in the open ocean.

Another model of ocean currents by one of the study's authors predicted that plastic garbage could also accumulate in the Arctic Ocean, specifically in the Barents Sea, located off the northern coasts of Russia and Norway, which this study demonstrates.

The surface water plastic in the Arctic Ocean currently (a)accounts for only about 3 percent of the total, but the authors suggest the amount will grow and that the seafloor there could be a big sink for plastic.

This particular part of the ocean is important in the thermohaline circulation, a deepwater global current （ ウ ） by differences in temperature and salinity around the world. As that current brings warm surface water up to the Arctic, it seems to be bringing with it plastic waste from more densely populated coastlines, dumping the now-fragmented pieces of plastic in the Arctic, where landmasses like Greenland and the polar ice cap trap them.

The researchers did not find many large pieces of plastic, nor did they find much plastic film, which (b)<u>breaks down</u> quickly, (3)<u>suggesting that the plastic has already been in the ocean for a while by the time it gets to the Arctic</u>.

If the plastics were coming directly from Arctic coastlines, (4)<u>it would mean that people in the sparsely populated Arctic were depositing many more times the plastic in the ocean than people in other parts of the world, which is unlikely</u>.   Shipping is also relatively infrequent there and, the authors write, there is no reason to think that flotsam or jetsam in the Arctic would be so much higher than in other parts of the world.

The lesson from the study is that the issue of plastic pollution will require international agreements.   This plastic is coming from us in the North Atlantic.   And (エ) we know about what happens in the Arctic, (オ)   chance we have of solving the problem.

問 1 次の(1)〜(5)の文の内容が本文の内容と一致する場合は①を、一致しない場合は②をマークせよ。

(1) ☐ 1 ☐

The most of the seaborne junk in the world's oceans is the toxic waste dumped illegally.

(2) ☐ 2 ☐

Bits of plastic are carried from the North Atlantic into the Greenland and Barents seas, accumulating in these sea areas.

(3) ☐ 3 ☐

Only 1 % of 110 million tons of plastic trash is polluting the surface waters in the ocean and has very little effect on what we eat.

(4) ⬜ 4

Plastic garbage, dumped by the people living in the northern coasts of Russia and Norway, could accumulate on the seafloor in the Arctic Ocean.

(5) ⬜ 5

International agreements are important in solving the plastic pollution problem.

問2 本文中の空欄(ア)〜(オ)に入る最も適当なものを、①〜④の中から一つ選び、その番号をマークせよ。

(1) 空欄(ア) ⬜ 6
① leave ② leaving ③ left ④ to leave

(2) 空欄(イ) ⬜ 7
① came ② come ③ coming ④ to come

(3) 空欄(ウ) ⬜ 8
① closed ② decided ③ dictated ④ distinguished

(4) 空欄(エ) ⬜ 9
① more ② most ③ the more ④ the most

(5) 空欄(オ) ⬜ 10
① best ② better ③ the best ④ the better

問3 本文中の下線部(a)、(b)の語句と同じ意味で使われているものを、次の①〜④の中から一つ選び、その番号をマークせよ。(いずれの動詞にも三人称単数を表す"s"が語尾についているが、選択肢には"s"がついていないものもある。また、選択肢には過去形の文もあるが、現在形の意味を想定して答えよ。)

(1) 下線部(a)accounts for ⬜ 11
① I cannot account for what has happened.
② Melting snow accounts for the regular spring floods in the valley.
③ You'll have to account for where every penny goes.
④ The rent accounts for a third of my salary.

(2) 下線部(b)breaks down　　12

① The car broke down on the way to the airport.

② Our food breaks down in the body into useful substances.

③ Your health will break down if you work too hard.

④ Donald broke down and wept when he saw the deer that he had shot.

問 4　本文中の下線部(1)～(4)の意味として最も適当なものを①～④の中から一つ選び、その番号をマークせよ。

(1) 下線部(1)　　13

① 航海がより簡単になるにつれて、静かで人里離れたこの地域は、人間の活動にとってはますます格好の場所になるであろう

② 航海用の機器の操作が容易になるにつれて、町からかなり離れたこの地域でも、人間の活動が好んで行われるようになるだろう

③ 航海用機器の性能向上により、独立したこの地域でも、人間の活動はおそらく増えるであろう

④ 航海がしやすくなるにつれて、いまだに隔絶しているこの地域でも、人間の活動がますます活発になっていきそうである

(2) 下線部(2)　　14

① プラスチックによる汚染がもたらす環境悪化について解明されている事実はごくわずかだが、その汚染は食物連鎖とは無関係である

② プラスチックによる汚染の人体への影響は 100％未解明だが、その汚染は食物連鎖と関連している

③ プラスチックによる汚染の環境への影響は十分に解明されているとは言えないが、その汚染は食物連鎖の中にすでに入り込んでいる

④ プラスチックによる汚染がもたらす生態系への影響についての理解は遅々として進まないが、その汚染は食物連鎖に悪影響を及ぼしてきた

(3) 下線部(3)　[15]
　　① プラスチックが北極にたどり着くまでに、海の中でしばらくそれなりに時間が経っていることをうかがわせた
　　② プラスチックがすでに海にしばらくの間入りこみ、その後南極にたどり着いたことを示唆している
　　③ 南極にたどり着くまで、プラスチックはずっと以前から海の中に流れ込んでいたことを示唆している
　　④ そのプラスチックが北極にたどり着いた時には、以前に流れ込んでいたプラスチックが海底にすでに蓄積していた

(4) 下線部(4)　[16]
　　① それは過疎に悩む北極圏の人々が、他の地域の人々の何倍ものプラスチックを海から回収しているという、あり得ないことを意味するであろう
　　② それは普段あまり注目されない北極圏に住む人々が、世界の他の地域の人々の何倍ものプラスチックを海に捨てることもあり得ることを意味するであろう
　　③ それは人口が増えつつある北極圏の住人が、他の地域の人々よりも何度もプラスチックを海に捨てることを意味するが、それはあり得ないことであろう
　　④ それは人口の少ない北極圏の人々が、世界の他の地域の人々の何倍ものプラスチックを海に投棄しているという、起こり得ないことを意味するであろう

【 Ⅱ 】　次の問い（問 1〜10）の英文中の空欄([17])〜([26])に入る最も適当なものを①〜④の中から一つ選べ。

問 1　Turn ([17]) the lights when you leave the room.
　　① in　② off　③ out　④ to

問 2　I can't ([18]) up with such inconvenience any longer.
　　① put　② run　③ stick　④ work

問 3　An opening ceremony was (　19　) for the following Saturday.
　　① made　② retained　③ scheduled　④ sustained

問 4　The best-selling author wrote her first novel when she was
　　(　20　).
　　① nineteen　② nineteen old
　　③ nineteen-year-old　④ nineteen years

問 5　There were a few things I didn't like about the TV program, but
　　(　21　) I enjoyed it.
　　① by and large　②by no means　③ by the case　④ by the way

問 6　What he is saying seems dubious, but it (　22　) happen.
　　① can　② is　③ should not　④ was

問 7　(　23　) someone call me, tell him I am not here.
　　① Can　② If　③ Should　④ There

問 8　You should never hesitate (　24　) yourself to people who might
　　be important for you.
　　① introduced　② introducing
　　③ to be introduced　④ to introduce

問 9　Dogs have (　25　) acute sense of smell, and can also hear things
　　we can't.
　　① a having amazed　② an amazed
　　③ an amazing　④ an amazingly

問 10　For many diseases, rest is the (　26　).
　　① best therapy　② most therapies
　　③ most therapy　④ usually therapies

【Ⅲ】 次の会話文の意味が通るように、(27)〜(31)に入る最も適当なものを一つずつ選び、その番号をマークせよ。

問 1 A: When does the next train arrive?
　　　B: Not for (27) 20 minutes.
　　　① another　② each　③ either　④ other

問 2 A: Why not get together for lunch next Sunday?
　　　B: That (28) like a good idea.
　　　① depends　② ensures　③ fluctuates　④ sounds

問 3 A: Aren't you against the new policy on taxes?
　　　B: Not at all.　I (29) entirely.
　　　① agree　② become anxious　③ object　④ take a break

問 4 A: How did you ever become so fluent in Spanish?
　　　B: It was my (30) at the university.
　　　① amount　② approximation　③ imagination　④ major

問 5 A: Would there be any problem if I took a day off next week?
　　　B: (31) it's not Thursday.
　　　① As long as　② Before　③ In the case of　④ So that

【Ⅳ】 次の問い（問1～5）の日本語の文の意味に合うように[　　　]内の語句を並べかえて意味の通る英文を作り、空欄(32)～(41)に入る語句を一つ選び、その番号をマークせよ。（ただし問3と問5は、文頭に来る文字も小文字で表記してある。）

問1　彼女が聞いていなかったということはあり得ないだろうね。
She (　　　) (32) (　　　) (　　　) (　　　), (33) (　　　)?
[① been　② could　③ couldn't　④ have　⑤ listening
　⑥ not　⑦ she]

問2　私は毎晩、たいてい9時までには床についている。
Every night, (　　　) (　　　) (34) (　　　), (　　　)
(35) (　　　) (　　　) nine.
[① bed　② by　③ I'm　④ in　⑤ more　⑥ not
　⑦ often　⑧ than]

問3　彼が集中できないのは睡眠不足のせいだ。
(　　　) (36) (　　　) (　　　) (　　　) (37) (　　　)
(　　　) concentrating.
[① because　② enough sleep　③ get　④ he didn't　⑤ he has
　⑥ it is　⑦ that　⑧ trouble]

問4　先進国のほとんどが、主要なエネルギー源として石油に頼っている。
Most (　　　) (　　　) (38) (　　　) (　　　) (　　　)
(39) (　　　) energy.
[① as　② depend　③ industrialized nations　④ main source
　⑤ of　⑥ oil　⑦ on　⑧ their]

問5 とても多くの人が、とても多くの本を読むので、彼らについていくの
　　は難しい。
　　(　　　) (　　　) (40) (　　　) (　　　) (　　　) (41)
　　(　　　) with them.
　　[① hard　② it's　③ many people　④ read so many books
　　　⑤ so　⑥ that　⑦ to keep　⑧ up]

化 学

問題
(50分)

31年度

必要ならば，つぎの数値を用いなさい。

原子量：H = 1，C = 12，N = 14，O = 16，Cl = 35.5，Ca = 40

アボガドロ定数：$N_A = 6.02 \times 10^{23}$ / mol

【 I 】　つぎの文章を読んで，以下の問いに答えよ。ただし，相対質量と質量数は等しいものとする。

　　原子は，| ア |陽子と| イ |中性子からなる原子核と，それを取り巻く電子から構成されている。原子には，原子番号は同じでも，| ウ |の数が異なるために質量数が異なる原子が存在するものがあり，これらを互いに同位体という。炭素原子 ^{12}C の同位体である ^{13}C は，陽子数が| エ |個，中性子数が| オ |個であり，^{12}C と ^{13}C の存在比は 98.9 ％と 1.10 ％である。また，塩素原子には ^{35}Cl（相対質量 35.0）と ^{37}Cl（相対質量 37.0）の 2 種類の同位体が存在する。そのため相対質量の異なる| カ |種類の塩素分子 Cl_2 が存在することになる。原子中の電子は，原子核の周りの電子殻と呼ばれるいくつかの軌道に分かれて存在している。電子殻は原子核に近い内側から順に K 殻，L 殻，M 殻，N 殻……と呼ばれ，それぞれの電子殻に入る最大の電子数は決まっている。| キ |元素以外の原子において，最も外側の電子殻に入った電子を価電子といい，ネオン原子およびカルシウム原子の価電子はそれぞれ| ク |個および| ケ |個である。

問 1　| ア |〜| ウ |にあてはまる正しい語句の組合せはどれか。

	ア	イ	ウ
①	正の電荷をもつ	負の電荷をもつ	電子
②	正の電荷をもつ	負の電荷をもつ	陽子
③	正の電荷をもつ	電荷をもたない	中性子
④	正の電荷をもつ	電荷をもたない	電子
⑤	負の電荷をもつ	正の電荷をもつ	陽子
⑥	負の電荷をもつ	正の電荷をもつ	電子
⑦	負の電荷をもつ	電荷をもたない	中性子
⑧	負の電荷をもつ	電荷をもたない	陽子
⑨	電荷をもたない	正の電荷をもつ	中性子
⑩	電荷をもたない	負の電荷をもつ	陽子

問2 　エ 　～　 カ 　にあてはまる正しい数値の組合せはどれか。

	エ	オ	カ
①	6	7	2
②	6	7	3
③	6	7	4
④	6	13	2
⑤	6	13	3
⑥	6	13	4
⑦	7	6	2
⑧	7	6	3
⑨	7	6	4

問3 　キ 　～　 ケ 　にあてはまる正しいものの組合せはどれか。

	キ	ク	ケ
①	ハロゲン	0	1
②	ハロゲン	6	2
③	ハロゲン	8	4
④	両性	0	2
⑤	両性	6	4
⑥	両性	8	6
⑦	貴ガス（希ガス）	0	2
⑧	貴ガス（希ガス）	6	4
⑨	貴ガス（希ガス）	8	6

問4 　下線部について，炭素の原子量（小数第3位まで）はいくつか。最も近い値はどれか。ただし，炭素原子には ^{12}C（相対質量 12）と ^{13}C（相対質量 13.000）の2種類の同位体のみが存在するものとする。

① 12.001　　② 12.004　　③ 12.008　　④ 12.011　　⑤ 12.020

⑥ 12.045　　⑦ 12.094　　⑧ 12.110　　⑨ 12.220　　⑩ 12.280

問 5 ネオン原子と同じ電子配置をとるつぎのイオンのうち，イオン半径の最も大きいものはどれか。

① O^{2-} ② F^- ③ Na^+ ④ Mg^{2+} ⑤ Al^{3+}

問 6 消石灰と呼ばれる水酸化カルシウム 22.9 g に含まれるカルシウムイオンの数は何個か。最も近い値はどれか。

① $1.50×10^{23}$ ② $1.86×10^{23}$ ③ $2.42×10^{23}$ ④ $3.00×10^{23}$ ⑤ $3.72×10^{23}$
⑥ $1.50×10^{24}$ ⑦ $1.86×10^{24}$ ⑧ $2.42×10^{24}$ ⑨ $3.00×10^{24}$ ⑩ $3.72×10^{24}$

【Ⅱ】　つぎの文章を読んで，以下の問いに答えよ。

弱電解質であるアンモニアを水に溶かすと，水溶液中でその一部の分子だけが電離し，残りの大部分は分子のままで存在している。電離によって生じたイオンと電離していない分子との間では（1）式のような平衡状態となる。

$$NH_3 + H_2O \rightleftarrows NH_4^+ + OH^- \quad \cdots\cdots\cdots (1)$$

このような電離による化学平衡を電離平衡という。電離平衡においても化学平衡の法則が成りたち，その平衡定数 K は（2）式で表される。この電離平衡において，希薄水溶液中の水の濃度 $[H_2O]$ は他の物質の濃度よりも十分大きく一定とみなせる。そこで，定数となる $K[H_2O]$ を K_b と表すと，（3）式が得られる。K_b は塩基の電離定数と呼ばれ，温度が一定ならば一定の値となる

$$K = \frac{[NH_4^+][OH^-]}{[NH_3][H_2O]} \quad\cdots\cdots\cdots (2)$$

$$K[H_2O] = K_b = \frac{[NH_4^+][OH^-]}{[NH_3]} \quad\cdots\cdots\cdots (3)$$

さて，アンモニア水のモル濃度を c [mol/L]，電離度を α とすると，平衡時の $[NH_4^+]$ は $c\alpha$ [mol/L] になる。弱塩基であるアンモニア水の α は 1 より極めて小さく $1-\alpha \fallingdotseq 1$ とみなせるとき，その電離定数 K_b は ア のような近似式となり，α は イ で表すことができる。従って，アンモニア水の水酸化物イオン濃度 $[OH^-]$ は ウ で近似計算することができる。

問7　つぎの記述のうち，正しいものの組合せはどれか。

a　アレニウスの酸・塩基の定義によれば，（1）式の NH_3 は塩基で，H_2O は酸である。

b　アンモニア水と塩酸の中和反応で生成した塩化アンモニウムは，正塩に分類される。

c　温度が一定ならば，塩基性を示す希薄溶液中の $[H^+]$ と $[OH^-]$ の積と酸性を示す希薄溶液中の $[H^+]$ と $[OH^-]$ の積は互いに等しい。

d　同一温度において，0.2 mol/L のアンモニア水の pH は，同じモル濃度の水酸化ナトリウム水溶液の pH よりも大きい。

　①（a, b）　　②（a, c）　　③（a, d）　　④（b, c）　　⑤（b, d）　　⑥（c, d）

問8　一定の温度・圧力のもとで（1）式が平衡状態にあるとき，平衡を右向きに移動させる条件として正しいものはどれか。

    a　　塩化水素を通じる　　　b　　水酸化ナトリウムを加える
    c　　水を加える　　　　　　d　　塩化アンモニウムを加える

  ① aのみ　　② bのみ　　③ cのみ　　④ dのみ　　⑤ a, bのみ
  ⑥ a, cのみ　⑦ a, dのみ　⑧ b, cのみ　⑨ b, dのみ　⑩ c, dのみ

問9　下線部の $[H_2O]$ は何 mol / L か。最も近い値はどれか。

  ① 1.8　　　② 3.6　　　③ 5.6　　　④ 7.2
  ⑤ 18　　　⑥ 28　　　⑦ 36　　　⑧ 56

問10　ア　にあてはまる式として正しいものはどれか。

問11　イ　にあてはまる式として正しいものはどれか。

【問 10, 11 の解答群】

  ① $c\alpha^2$　　　② $c^2\alpha$　　　③ $c\alpha$　　　④ $(c\alpha)^2$

  ⑤ $\sqrt{\dfrac{K_b}{c}}$　　⑥ $\dfrac{\sqrt{K_b}}{c}$　　⑦ $\dfrac{K_b}{c}$　　⑧ $\sqrt{c\,K_b}$

問 12, 13　標準状態で 4.48 L のアンモニアを水に溶かして 400 mL としたアンモニア水の塩基電離定数 K_b は 25 °C で 1.80×10^{-5} [mol / L] であった。

問12　このアンモニア水の水酸化物イオン濃度 $[OH^-]$ を　ウ　で求めると何 mol/L か。最も近い値はどれか。

  ① 3.00×10^{-5}　② 4.00×10^{-5}　③ 4.00×10^{-4}　④ 5.00×10^{-4}
  ⑤ 2.00×10^{-3}　⑥ 3.00×10^{-3}　⑦ 5.00×10^{-3}　⑧ 4.00×10^{-2}

問13　このアンモニア水 100 mL を中和するのに塩酸 50.0 mL が必要であった。この塩酸の濃度は何 mol/L か。最も近い値はどれか。

  ① 1.00×10^{-3}　② 5.00×10^{-3}　③ 1.00×10^{-2}　④ 2.00×10^{-2}
  ⑤ 5.00×10^{-2}　⑥ 1.00×10^{-1}　⑦ 5.00×10^{-1}　⑧ 1.00

【Ⅲ】 つぎの文章を読んで，以下の問いに答えよ。

　ハロゲン（フッ素 F，塩素 Cl，臭素 Br，ヨウ素 I）の単体は，いずれも二原子分子であり，　ア　・有毒な物質である。その融点と沸点は，原子番号が大きいものほど　イ　。また，ハロゲンの単体は，いずれも他の物質から電子を奪う力が大きいため，強い　ウ　があり，その　ウ　は原子番号が大きいものほど　エ　。ハロゲンの中でも，塩素とヨウ素は殺菌剤や消毒剤として用いられている。また，ヨウ素原子 ^{127}I の同位体である ^{131}I は放射性物質であるが，バセドウ病の治療薬としても利用されている。

　ハロゲンは，他の多くの元素と化合してハロゲン化物を形成し，一般に金属元素とは　オ　結合により塩を形成する。一方，非金属元素とは　カ　結合による分子を形成する。ハロゲン化水素はすべて有毒で強い刺激臭をもち，常温・常圧では　キ　の気体である。

問 14　　ア　～　エ　にあてはまる正しい語句の組合せはどれか。

	ア	イ	ウ	エ
①	無色	高い	酸化力	強くなる
②	無色	低い	酸化力	弱くなる
③	無色	高い	還元力	強くなる
④	無色	低い	還元力	強くなる
⑤	有色	低い	酸化力	強くなる
⑥	有色	高い	還元力	弱くなる
⑦	有色	低い	還元力	弱くなる
⑧	有色	高い	酸化力	弱くなる

問 15　　オ　～　キ　にあてはまる正しい語句の組合せはどれか。

	オ	カ	キ
①	イオン	共有	無色
②	イオン	金属	無色
③	イオン	共有	白色
④	共有	イオン	白色
⑤	共有	金属	無色
⑥	共有	イオン	無色
⑦	金属	共有	白色
⑧	金属	イオン	白色

問 16, 17　つぎの a～d のハロゲン単体について，以下の問いに答えよ。

　　a　F_2　　　　　b　Cl_2　　　　　c　Br_2　　　　　d　I_2

　問 16　常温・常圧で気体のハロゲン単体はどれか。

　問 17　水と激しく反応して酸素 O_2 を発生するハロゲン単体はどれか。

【問 16, 17 の解答群】

　① a のみ　　　② b のみ　　　③ c のみ　　　④ d のみ　　　⑤ a, b のみ
　⑥ a, c のみ　　⑦ a, d のみ　　⑧ b, c のみ　　⑨ b, d のみ　　⑩ c, d のみ

問 18　つぎの塩素（Cl_2）と塩化物に関する記述のうち，正しいものの組合せはどれか。

a　　塩素を水酸化カルシウムに通じると，さらし粉の主成分が得られる。
b　　塩素を水に溶かすと，その一部が水と反応して塩化水素と塩素酸を生じる。
c　　塩化水素は，塩化ナトリウムに濃硫酸を加えて加熱し，上方置換により捕集する。
る。
d　　塩化銀は水に溶けにくいが，アンモニア水には溶ける。

　① (a, b)　　② (a, c)　　③ (a, d)　　④ (b, c)　　⑤ (b, d)　　⑥ (c, d)

問 19　つぎのヨウ素（$_{53}I$）に関する記述のうち，正しいものの組合せはどれか。

a　　ヨウ素（I_2）の結晶は，分子結晶である。
b　　ヨウ素溶液は，デンプンの検出に用いられる。
c　　^{131}I の電子の数は，78 である。
d　　^{131}I の半減期（元の半分の量になるのに要する時間）が 8 日であるとき，1 ヶ月
　　経過すると ^{131}I の量は元の約 3 ％に減少する。

　① (a, b)　　② (a, c)　　③ (a, d)　　④ (b, c)　　⑤ (b, d)　　⑥ (c, d)

【Ⅳ】 つぎの文章を読んで，以下の問いに答えよ。ただし，文中の n は分子内の炭素原子の数とする。

　メタン CH_4 やエタン C_2H_6 などのように，すべて単結合からなる鎖状構造の飽和炭化水素をアルカンと呼ぶ。アルカンの分子式は，共通の一般式 C_nH_{2n+2} で表される。エチレン C_2H_4 のように，分子内に C＝C 結合を 1 個もつ鎖式不飽和炭化水素をアルケンといい，一般式 C_nH_{2n}（$n \geqq 2$）で表される。また，アセチレン C_2H_2 のように分子内に三重結合を 1 個もつ鎖式不飽和炭化水素をアルキンといい，一般式 C_nH_{2n-2}（$n \geqq 2$）で表される。

問20　つぎの一般式 C_nH_{2n+2} で表されるアルカンに関する記述のうち，正しいものの組合せはどれか。

a　一般に直鎖状のアルカンの沸点は，その炭素原子の数が増加するにつれて高くなる。

b　一般式の n が 4 のアルカンには，3 種の異性体が存在する。

c　一般に，アルカンの分子から水素原子 1 個とれた原子団を官能基という。

d　炭素原子 n 個のアルカン 1 モルを完全燃焼すると，（$n+1$）モルの水 H_2O が生成する。

　① (a, b)　　② (a, c)　　③ (a, d)　　④ (b, c)　　⑤ (b, d)　　⑥ (c, d)

問21　つぎのアルケンに関する記述のうち，正しいものの組合せはどれか。

a　アルケンでは二重結合を構成する 2 個の炭素原子とこれに直結する 4 個の原子は，一般に同一平面上にある。

b　プロペンと炭素原子の数が同じプロパンは，互いに同族体である。

c　2 - メチルプロペンと 1 - ブテンは，互いに異性体の関係にある。

d　2 - ブテンにおいて，メチル基が二重結合に対して反対側に結合したものをシス形という。

　① (a, b)　　② (a, c)　　③ (a, d)　　④ (b, c)　　⑤ (b, d)　　⑥ (c, d)

問 22　アセチレンの製法として，最も正しいものはどれか。

① 　エタノールを二クロム酸カリウムの硫酸酸性溶液を用いて酸化する。
② 　エチレンを触媒（塩化パラジウム（II）と塩化銅（II））を用いて酸化する。
③ 　酢酸カルシウムを熱分解する。
④ 　炭化カルシウムに水を作用させる。
⑤ 　加熱した濃硫酸（160〜170℃）にエタノールを加える。

問 23〜25　一般式 C_nH_{2n} で表される 4.20 g のアルケン A に水素 H_2 を過不足なく付加
　　　　　したところ，一般式 C_nH_{2n+2} のアルカン B を 4.32 g 得た。

問 23　この付加反応で過不足なくアルカン B を生成するために必要な水素 H_2 は，
　　　標準状態で何 L か。最も近い値はどれか。

① 　0.672　　② 　1.01　　③ 　1.12　　④ 　1.34
⑤ 　1.79　　⑥ 　2.69　　⑦ 　4.03　　⑧ 　5.60

問 24　アルケン A のアルケンの異性体は，A を含め何種類あるか。

① 　3　　② 　4　　③ 　5　　④ 　6
⑤ 　7　　⑥ 　8　　⑦ 　9　　⑧ 　10

問 25　アルカン B の異性体は，B を含め何種類あるか。

① 　3　　② 　4　　③ 　5　　④ 　6
⑤ 　7　　⑥ 　8　　⑦ 　9　　⑧ 　10

問 26　標準状態で 6.72 L のエチレンとアセチレンからなる混合気体に水素付加反応
　　　を行い，過不足なくすべてエタンにするのに必要な水素 H_2 は標準状態で 8.96 L
　　　であった。この混合気体中，エチレンは標準状態で何 L 存在していたか。最も
　　　近い値はどれか。

① 　1.22　　② 　1.68　　③ 　2.24　　④ 　2.69
⑤ 　3.36　　⑥ 　4.48　　⑦ 　5.38　　⑧ 　6.05

英　語

解答　31年度

Ⅰ

〔解答〕

問1　(1) ②　(2) ①　(3) ②
　　　(4) ②　(5) ①
問2　(1) ②　(2) ④　(3) ③
　　　(4) ③　(5) ④
問3　(1) ④　(2) ②
問4　(1) ④　(2) ③　(3) ①
　　　(4) ④

〔出題者が求めたポイント〕

問1　内容把握
問2　空所補充
問3　下線部言い換え
問4　下線部言い換え（日本語）

〔解答のプロセス〕

問1　選択肢訳（下線部が本文と異なる箇所）
(1)　世界の海洋に浮かぶごみの大部分は、不法に投棄された毒性の廃棄物である。〔第1段落〕
(2)　プラスチックの破片は北大西洋からグリーンランドやバレンツ海に運ばれ、これらの海域に蓄積する。〔第4段落〕
(3)　その海洋の表層水を汚染しているのは1.1億トンあるプラスチックごみのたった1%にすぎず、私たちの食べる物にはほとんど影響がない。〔第4段落〕
(4)　プラスチックごみは、ロシアやノルウェーの北海岸に住む人々が廃棄していて、北極海の海底に蓄積する可能性がある。〔第5段落〕
(5)　プラスチック汚染の問題解決には国際的な合意が重要である。〔第10段落〕

問2
(1)　is carrying ... and (leave)のように、等位接続詞andによってcarryと結ばれている
(2)　decades to come｜今後の数十年」to comeはdecadesを修飾する形容詞用法の不定詞
(3)　dictated by ～「～によって決まる、影響を受ける」
(4)　the + 比較級 ～, the + 比較級…「～すればするほど、ますます…」
(5)　the + 比較級 ～, the + 比較級…「～すればするほど、ますます…」

問3
(1)　account for ～「（～の割合）を占める」
(2)　break down「分解される」

問4
(1)　navigation「航海」、still-isolated「今でも（他の地域から）隔絶した」
(2)　be not fully understood「十分に理解されているわけではない（部分否定）」、make one's way into

～「～の中へと進む」、food chain「食物連鎖」
(3)　suggest that ～「～を示唆する」、be in ～ for a while「しばらくの間、～にある」、by the time ～「～までには」
(4)　sparsely populated「人口の希薄な、過疎の」、which is unlikely「そんなことはありそうにない」whichは前文(= people ～ world)を先行詞とする関係代名詞

〔全文訳〕（下線部が選択肢の対応箇所）

(1)世界の海は膨大な数のプラスチック片(ペットボトル、カバン、おもちゃ、漁網など他にもあるが、たいていは微粒子になっている)で散らかっていて、今や海上のプラスチックごみが北極圏に入り込んでいる。
サイエンス・アドヴァンス誌4月19日号に掲載された、スペインのカディス大学と他の研究機関による研究によれば、(2)大海流がプラスチック片を北大西洋からグリーンランドやバレンツ海に運び、それらが海洋の表層水や海氷、おそらくは海底に蓄積するのである。
気候の変化がすでに北極海の海氷を減少させており、この地域の航海が楽になるにつれて、いまだに隔絶したこの地域での人間の活動は、おそらくますます増えるだろう。その結果、プラスチック汚染は、1980年以降世界中に広まったが、これからの数十年で北極海へと拡大する可能性があると、研究者たちは述べている。
毎年、約800万トンのプラスチックが海に投棄され、現在では1.1億トンものプラスチックごみが海洋に存在しているかもしれないと、科学者たちは推定している。プラスチック汚染が環境に及ぼす影響は完全にわかっているわけではないが、(3)それは食物連鎖にも及んでいる。海洋中のプラスチック片は、海洋のごみベルトに堆積していて、ほとんどが亜熱帯還流(海の真ん中に集まる大きな海流)にあると考えられていたが、科学者達の推定では、(3)これらの還流や外洋の他の表層水にあるのはプラスチック汚染のたった1%に過ぎない。
その研究の共同研究者の1人による別の海流モデルは、(4)プラスチックごみがまた、北極海、とりわけロシアとノルウェーの北岸の沖合にあるバレンツ海で蓄積している可能性を予想していたが、これが正しいことをこの研究は示している。
北極海の表層水中のプラスチックごみの量は、現在のところは全体の約3%に過ぎないが、その量は増加し、海底がプラスチックのごみ溜めになる可能性をその研究者たちは指摘している。
北極海のその海域は、熱塩循環(世界中の温度と塩分濃度の違いによって決まる、中心層で起こる地球規模の海洋循環)にとって重要である。その海流が温暖な表層水を北極に運ぶのと一緒に、プラスチックごみを人口が密集した海岸線からもたらし、今や微小な粒子となったプラスチック片を北極に置き去りにして、グリーンランドのような陸塊や極氷冠がそれらを閉じ込めるのであ

る。

　大きなプラスチック片がたくさんは発見されなかったことや、（すぐに分解する）プラスチックフィルムもあまり見つからなかったことは、プラスチックが北極にたどり着くまでしばらくの間海中にあったことを示している。

　もしプラスチックが北極の海岸線から直接もたらされたとすると、人口がまばらな北極に暮らす人々が世界中の他の人々よりもはるかに多くのプラスチックを海に投棄していることになるが、それはありそうもないことである。輸送船が通ることもあまりないので、北極に漂流している浮き荷の量が他の地域よりはるかに多いと考える理由はないと研究者たちは述べている。

　(5)この研究から得られる教訓は、プラスチック汚染の問題は国際的な合意が必要なことであろう。これらのプラスチックは我々の暮らす北大西洋から来ている。北極で起こっていることを我々が知れば知るほど、この問題を解決するもっといい機会が得られるのである。

Ⅱ
〔解答〕
問1　②
問2　①
問3　③
問4　①
問5　①
問6　①
問7　③
問8　④
問9　④
問10　①
〔出題者が求めたポイント〕
文法語法・語彙(選択)
〔解答のプロセス〕
問1　turn off ～「～を消す」
問2　put up with ～「～を我慢する」
問3　be scheduled for ～「～の予定になっている」
問4　when she was nineteen (years old)「彼女が 19 歳だった時」
問5　by and large「概して」
問6　can ～「～の可能性がある」
問7　= If someone should call me「万一誰かが電話してきたら」仮定法未来の、倒置による if の省略
問8　hesitate to do ～「～するのを躊躇する」
　　　introduce oneself to ～「～に自己紹介する」
問9　amasingly acute sense「驚くほど鋭い感覚」
　　　acute(形容詞)を修飾しているので副詞の amazingly を選ぶ
問10　主語の rest に合わせて therapy(単数)、単数形なので (many の最上級の) the most ではなく the best を選ぶ

Ⅲ
〔解答〕
問1　①
問2　④
問3　①
問4　④
問5　①
〔出題者が求めたポイント〕
会話表現
〔解答のプロセス〕
問1　Not for another 20 minutes「あと 20 分間は来ないよ」、another + 複数名詞 ～「もう～、さらに～」
問2　That sounds like a good idea.「それはいいね」sound like ～「～のように聞こえる」
問3　I agree entirely.「完全に同意する」Not at all「全く反対しません」と答えているので
問4　major「(大学の)専攻科目」
問5　As long as it's not Thursday「木曜日でなければ(問題ない)」as long as ～「～する限りは」

Ⅳ
〔解答〕
問1　⑥－③
問2　⑧－④
問3　①－⑦
問4　⑦－④
問5　④－⑦
〔出題者が求めたポイント〕
整序問題(語句)
〔解答のプロセス〕
完成した英文
問1　(She) could have been listening , couldn't she?
　　　could have + 過去分詞 ～「～した可能性がある」の付加疑問文
問2　(Every night), more often than not, I'm in bed by (nine).
　　　more often than not「たいてい」
問3　It is because he didn't get enough sleep that he has trouble (concentrating).
　　　have trouble Ving ～「～できない」強調構文 It is because ～ that ...「…は～が原因だ」
問4　(Most) industrialized nations depend on oil as their main source of (energy).
　　　depend on ～ as ...「…として～に頼る」source of energy「エネルギー源」
問5　So many people read so many books that it's hard to keep up (with them).
　　　so ... that ～「とても…なので～」so は副詞なので、修飾する形容詞 many の前に置く

化　学

解答　31年度

Ⅰ

〔解答〕

問1 ③　　問2 ②　　問3 ⑦　　問4 ④　　問5 ①
問6 ②

〔出題者が求めたポイント〕

物質の構成

〔解答のプロセス〕

問1　原子の中心にある原子核は，正電荷をもつ陽子と電荷をもたない中性子からなり，そのまわりを負の電荷をもつ電子が取り巻いている。陽子と電子の電荷は同量で，数も同じであるから，原子全体として中性である。陽子の数は元素により決まっていて原子番号というが，中性子の数は決まっていない。陽子の数が同じで中性子の数の異なる原子を同位体といい，同位体を区別して表すには陽子と中性子の数の和の質量数を用いる。

問2　炭素は原子番号6で，陽子数は6である。元素記号の左肩に示された数値が質量数であるから，^{13}C の中性子数は　$13-6=7$　である。塩素には ^{35}Cl と ^{37}Cl の2種類の同位体があるから，Cl_2 分子には $^{35}Cl-^{35}Cl$，$^{35}Cl-^{37}Cl$，$^{37}Cl-^{37}Cl$ の3種類の質量の異なる分子が存在する。

問3　電子は内側から順に K 殻，L 殻，M 殻，N 殻……と呼ばれる電子殻に位置し，原子番号 10 のネオンでは K 殻 2 個，L 殻 8 個，原子番号 20 のカルシウムでは K 殻 2 個，L 殻 8 個，M 殻 8 個，N 殻 2 個と配列されている。元素の化学的性質は最も外側の電子により決まるので最外殻電子を価電子という。カルシウムの最外殻電子は 2 個なので価電子は 2 個である。ただしヘリウム，ネオンなどの貴（希）ガス元素は反応をしないので，価電子は 0 個としている。

問4　同位体の(相対質量×存在比)の和＝原子量　なので

$$12. \times \frac{98.9}{100} + 13.000 \times \frac{1.10}{100} = 12.011$$

問5　原子番号が大きくなると陽子の数が増え原子核の正電荷が増すので電子を引き付ける力が強くなり，イオン半径は小さくなる。よってイオン半径の順は，$O^{2-} > F^- > Na^+ > Mg^{2+} > Al^{3+}$　である。

問6　$Ca(OH)_2$ の式量＝74　　$Ca(OH)_2$ が 1 mol あると Ca^{2+} は 1 mol＝6.02×10^{23} 個あるので

$$6.02 \times 10^{23}/mol \times \frac{22.9\,g}{74\,g/mol} ≒ 1.86 \times 10^{23}$$

Ⅱ

〔解答〕

問7 ④　　問8 ⑥　　問9 ⑧　　問10 ①　　問11 ⑤

問12 ⑥　　問13 ⑧

〔出題者が求めたポイント〕

アンモニアの電離と中和

〔解答のプロセス〕

問7　(a)アレニウス→ブレンステッド・ローリー　H$^+$の授受による酸・塩基の定義は，ブレンステッドとローリーが唱えたものである。　(b)正　酸の H$^+$ も塩基の OH$^-$ も残っていない。　(c)正　水のイオン積 $K_w=$[H$^+$][OH$^-$]の値は，温度が同じならば水溶液の液性によらず一定である。　(d)大きい→小さい　NH$_3$ は弱塩基，NaOH は強塩基なので，[OH$^-$]は NH$_3$ ＜ NaOH，[H$^+$]は NH$_3$ ＞ NaOH，pH は NH$_3$ ＜ NaOH　である。

問8　(a)中和により OH$^-$ が減るので平衡は右に移動　(b)OH$^-$ が増えるので平衡は左に移動　(c)溶液が薄くなると電離度は大きくなる(平衡は右に移動)　(d)NH$_4^+$ が増えるので平衡は左に移動

問9　水 1 L は 1000 g であるから，水 1 L 中の H$_2$O は

$$\frac{1000\,g}{18\,g/mol} ≒ 56\,mol \qquad よって 56\,mol/L$$

問10, 11　NH$_3$ 水のモル濃度が c〔mol/L〕，電離度が α のとき，[NH$_3$]＝$c(1-\alpha)$〔mol/L〕
[NH$_4^+$]＝[OH$^-$]＝$c\alpha$〔mol/L〕

$$K_b = \frac{[NH_4^+][OH^-]}{[NH_3]} = \frac{c\alpha\,〔mol/L〕 \times c\alpha\,〔mol/L〕}{c(1-\alpha)\,〔mol/L〕}$$
$$= \frac{c\alpha^2}{1-\alpha}\,〔mol/L〕$$

$1-\alpha ≒ 1$　とみなせるとき

$$K_b = c\alpha^2\,〔mol/L〕 \quad \cdots 　ア \qquad \alpha = \sqrt{\frac{K_b}{c}} \quad \cdots 　イ$$

問12　$$[OH^-] = c\alpha = c\sqrt{\frac{K_b}{c}} = \sqrt{cK_b} \quad \cdots 　ウ$$

NH$_3$ 4.48 L は　$\dfrac{4.48\,L}{22.4\,L/mol} = 0.200\,mol$

濃度は　$\dfrac{0.200\,mol}{0.400\,L} = 0.500\,mol/L$

$$[OH^-] = \sqrt{0.500\,mol/L \times 1.80 \times 10^{-5}\,mol/L}$$
$$= 3.00 \times 10^{-3}\,mol/L$$

問13　中和の関係　酸の物質量×価数＝塩基の物質量×価数　より

$$x〔mol/L〕 \times \frac{50.0}{1000}\,L \times 1 = 0.500\,mol/L \times \frac{100}{1000}\,L \times 1$$
$$x = 1.00〔mol/L〕$$

Ⅲ

〔解答〕

問14 ⑧　　問15 ①　　問16 ⑤　　問17 ①　　問18 ③
問19 ①

〔出題者が求めたポイント〕

ハロゲン元素

〔解答のプロセス〕

問 14　ハロゲンの単体はいずれも 2 原子分子で，いずれも有色で有毒な物質である。原子番号の大きいものほどファンデルワールス力が強く，融点・沸点は高い。
F_2 は淡黄色気体，Cl_2 は黄緑色気体，Br_2 は赤褐色液体，I_2 は黒紫色固体。
また酸化力が強く，その強さは原子番号の小さいものほど強い。　$X_2 + 2e^- \longrightarrow 2X^-$

問 15　ハロゲンは金属元素とは陰イオンとなってイオン結合で結合して塩をつくり，非金属元素とは共有結合で結合して分子をつくる。水素との化合物(ハロゲン化水素)は刺激臭のある無色の気体であり，水溶液は酸性を示す。

問 16　F_2 と Cl_2 は気体(沸点は F_2：$-188℃$, Cl_2：$-34℃$)，Br_2 は液体(融点 $-7℃$)，I_2 は固体(融点 $114℃$)である。

問 17　F_2 が該当する。　$2F_2 + 2H_2O \longrightarrow 4HF + O_2$
Cl_2 は水に一部溶け，HCl と $HClO$ を生じて平衡状態になる。

問 18　(a)正　$Ca(OH)_2 + Cl_2 \longrightarrow CaCl(ClO)\cdot H_2O$
(b)塩素酸 → 次亜塩素酸
$Cl_2 + H_2O \rightleftharpoons HCl + HClO$
(c)上方置換 → 下方置換　HCl は空気より重い。
(d)正　NH_3 と錯イオンを生じて溶ける。
$AgCl + 2NH_3 \longrightarrow [Ag(NH_3)_2]^+ + Cl^-$

問 19　(a)正　　(b)正　　(c)78→53　I の原子番号は 53
(d)約 3 %→約 6 %　1 月を 32 日とすると半減期が 4
回過ぎるので，^{131}I の量は　$\left(\dfrac{1}{2}\right)^4 = \dfrac{1}{16} = 0.0625$
(約 6 %)になる。

Ⅳ
〔解答〕

問 20 ③　　問 21 ②　　問 22 ④　　問 23 ④　　問 24 ④
問 25 ①　　問 26 ⑥

〔出題者が求めたポイント〕

脂肪族炭化水素

〔解答のプロセス〕

問 20　(a)正　似た構造の物質では，原子数が多いほどファンデルワールス力は強い。　(b)3 種→2 種
ブタン $CH_3CH_2CH_2CH_3$ と 2-メチルプロパン
$(CH_3)_2CHCH_3$ の 2 種　　(c)官能基→アルキル基
官能基は $-OH$ や $-COOH$ のように化合物の性質を決める特定の基である。　(d)正　アルカン 1 mol 中の水素原子は $(2n+2)$〔mol〕なので生じる H_2O は $(n+1)$
〔mol〕である。

問 21　(a)正　　(b)同族体→特に名称はない。
(c)正　2-メチルプロペン $\underset{CH_2=C-CH_3}{\overset{CH_3}{|}}$ と 1-ブテン
$CH_2=CHCH_2CH_3$ の分子式は C_4H_8 で同じである。
(d)シス形→トランス形

問 22　①アセトアルデヒドを経て酢酸が生じる。
$K_2Cr_2O_7 + 4H_2SO_4 + 3C_2H_5OH$
$\longrightarrow K_2SO_4 + Cr_2(SO_4)_3 + 7H_2O + 3CH_3CHO$
$K_2Cr_2O_7 + 4H_2SO_4 + 3CH_3CHO$
$\longrightarrow K_2SO_4 + Cr_2(SO_4)_3 + 4H_2O + 3CH_3COOH$
②アセトアルデヒドが生じる。
$2CH_2=CH_2 + O_2 \longrightarrow 2CH_3CHO$
③アセトンが生じる。
$(CH_3COO)_2Ca \longrightarrow CH_3COCH_3 + CaCO_3$
④正　$CaC_2 + 2H_2O \longrightarrow CH\equiv CH + Ca(OH)_2$
⑤エチレンが生じる。
$C_2H_5OH \longrightarrow CH_2=CH_2 + H_2O$

問 23　付加した水素は　$4.32\,g - 4.20\,g = 0.12\,g$
物質量は　$\dfrac{0.12\,g}{2.0\,g/mol} = 0.060\,mol$
$22.4\,L/mol \times 0.060\,mol = 1.344 \fallingdotseq 1.34\,L$

問 24　反応したアルケン(C_nH_{2n}，分子量 $14n$)も
0.060 mol であるから，分子量は
$\dfrac{4.20\,g}{0.060\,mol} = 70\,g/mol$　より 70
$14n = 70$　より　$n = 5$　A は C_5H_{10}
分子式 C_5H_{10} のアルケンの構造異性体は
(ア) $CH_2=CH-CH_2-CH_2-CH_3$
(イ) $CH_3-CH=CH-CH_2-CH_3$
(ウ) $\underset{}{CH_2=C-CH_2-CH_3}\overset{CH_3}{|}$　　(エ) $CH_3-\underset{}{C}=CH-CH_3\overset{CH_3}{|}$
(オ) $CH_3-\underset{CH_3}{\overset{|}{C}H}-CH=CH_2$ の 5 種類
(イ)(2-ペンテン)にはシス-トランス異性体があるから異性体の総数は 6。

問 25　C_5H_{10} (A) $+ H_2 \longrightarrow C_5H_{12}$ (B)　アルカン(B)
の構造異性体は　$CH_3CH_2CH_2CH_2CH_3$,
$(CH_3)_2CHCH_2CH_3$, $(CH_3)_4C$ の 3 種類である。
囲　アルケンの水素付加では $(CH_3)_4C$ は得られない。

問 26　$C_2H_4 + H_2 \longrightarrow C_2H_6$
$C_2H_2 + 2H_2 \longrightarrow C_2H_6$
エチレンを x〔mol〕，アセチレンを y〔mol〕とすると，合計の体積より
x〔mol〕$+ y$〔mol〕$= \dfrac{6.72\,L}{22.4\,L/mol} = 0.300\,mol$
付加する水素の体積より
x〔mol〕$+ 2y$〔mol〕$= \dfrac{8.96\,L}{22.4\,L/mol} = 0.400\,mol$
これより　$x = 0.200$〔mol〕，$y = 0.100$〔mol〕
エチレンの体積は　$22.4\,L/mol \times 0.200\,mol = 4.48\,L$

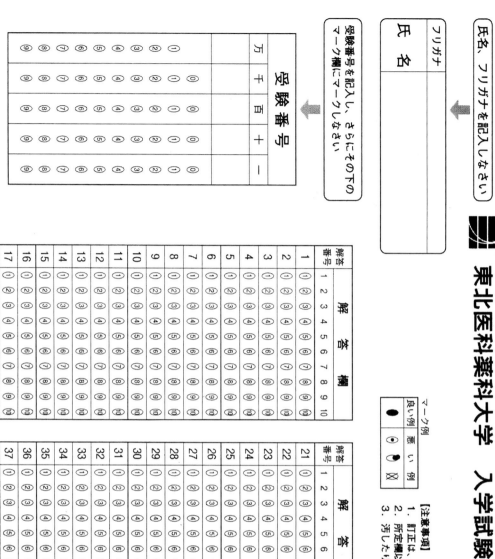

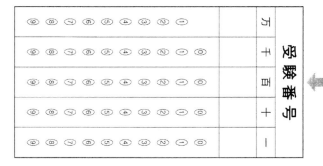

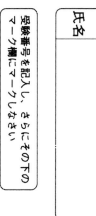

東北医科薬科大学　入学試験　解答用紙　理科

平成30年度

問　題　と　解　説

英 語

問題

30年度

第1問 次の英文を読み、問い（問1〜4）に答えよ。

In most countries, (1)sleeping on the job isn't just frowned upon, it may get you fired. But in Japan, napping in the office is common and culturally accepted. And in fact, it is often seen as a subtle sign of diligence: You must be working yourself to exhaustion.

The word for it is *inemuri*. It is often translated as "sleeping on duty," but Dr. Brigitte Steger, a senior lecturer in Japanese studies at Downing College, Cambridge, who has written a book on the topic, says it would be more accurate to (ア) it as "sleeping while present."

That, she said, captures Japan's approach to time, where it's seen as possible to do multiple things simultaneously, (2)if at a lower intensity. So you can get credit for attending that boring quarterly sales meeting while also dreaming of a beach vacation.

Inemuri is most prevalent among more senior employees in white-collar professions, Steger said. Junior employees tend to want to stay (イ) all day and be seen as energetic, and (3)workers on assembly lines can't just nod off.

Both sexes indulge in *inemuri*, but women are more likely to be criticized for it, especially if they sleep in a position (4)that is considered unbecoming, Steger said.

Inemuri has been practiced in Japan for at least 1,000 years, and it is not restricted to the workplace. People may nap in department stores, cafes, restaurants or even a snug spot on a busy city sidewalk.

Sleeping in public is especially prevalent on commuter trains, no matter (ウ) crowded; they often turn into de facto bedrooms. It helps that Japan has a very low crime rate.

"It's very unlikely, if you are sleeping on a train, that someone would try to rob you," said Theodore C. Bestor, a professor of social anthropology at Harvard University.

Sleeping in social situations can even enhance your reputation. Steger recalled a group dinner at a restaurant where the male guest of a female colleague fell asleep at the table. The other guests complimented his (5)"gentlemanly behavior"—that he chose to stay present and sleep, rather than excuse himself.

One reason public sleeping may be so common in Japan is because people get so little sleep at home.　A 2015 government study found that 39.5 percent of Japanese adults slept less than six hours a night.

An unwritten rule of *inemuri* is to sleep compactly, without "violating spatial norms," Bestor said.　"If you stretched out under the table in the office conference room, or took up several spaces on the train, or (　エ　) out on a park bench," he said, that would draw reproach for being socially disruptive.

Steger pointed out that closed eyes may not always equal shut-eye: A person may close them just to build a sphere of privacy in a society with little of it.

That's part of why Steger said she could imagine *inemuri* waning in Japan.　These days, smartphones can transport people to their own private zones with their eyes wide open.

問 1　次の[1]～[5]の文の内容が本文の内容と一致する場合は①を、一致しない場合は②をマークせよ。

[1]　1

In Japan, napping in the office is not considered as a sign of diligence.

[2]　2

In Japan, sleeping on the job is more common among senior employees in white-collar professions than among young employees.

[3]　3

In Japan, women are likely to criticize their male colleagues for napping on the job.

[4]　4

In Japan, people tend to avoid napping outdoors.

[5]　5

Dr. Steger could imagine the habit of sleeping on the job declining in Japan due to the use of smartphones.

問2 本文中の空欄(ア)〜(エ)に入る最も適当な語を、①〜④の中から一つ選び、その番号をマークせよ。

[1] 空欄(ア) 　6
　　① change　② forget　③ make　④ render

[2] 空欄(イ) 　7
　　① awake　② awaking　③ wake　④ waking

[3] 空欄(ウ) 　8
　　① how　② what　③ where　④ which

[4] 空欄(エ) 　9
　　① laid　② lain　③ lay　④ lie

問3 本文中の下線部(5)"gentlemanly behavior"は、文脈から、どんな内容を指していると考えられるか。 　10
　　① 謝罪するよりも、そこに残って泊まること。
　　② 何も言わず、女性たちへの贈り物をそっと置いて眠ること。
　　③ 先に帰ることはせず、その場にとどまり、居眠りをすること。
　　④ 失礼とは思いながらも、そこにとどまって眠ること。

問4 本文中の下線部(1)〜(4)の意味として最も適当なものを①〜④の中から一つ選び、その番号をマークせよ。

[1] 下線部(1)sleeping on the job isn't just frowned upon 　11
　　① 周囲を気にしながらの睡眠は眠りが浅いだけではなく
　　② 過労による居眠りは評価されないだけではなく
　　③ 仕事中の居眠りは顰蹙(ひんしゅく)を買うにとどまらず
　　④ 職務中の睡眠は減給の対象になるだけではなく

[2] 下線部(2)if at a lower intensity 　12
　　① もし可能性が低くなったら
　　② もし可能性が元々低かったら
　　③ たとえ集中力が元々低くとも
　　④ たとえ集中力が落ちようとも

[3]　下線部(3)<u>workers on assembly lines can't just nod off</u>　13
　　① 流れ作業で働く労働者は、勝手にウトウトすることなど許されない
　　② 集団で働く労働者は、自分の意思だけで働いているわけではない
　　③ 工場で一列に並んで働く労働者は、作業中に首を動かすことさえできない
　　④ 組合の集会に出席する労働者は、若者のそのような意見にだけは納得できない

[4]　下線部(4)<u>that is considered unbecoming</u>　14
　　① 無粋だと考えられるような
　　② ふさわしくないとみなされるような
　　③ 信じがたいとみなされるような
　　④ 大胆だと考えられるような

第2問　次の問い（問1〜10）の英文中の空欄(　15　)〜(　24　)に入る最も適当なものを①〜④の中から一つ選べ。

問1　I have to apply (　15　) a passport by the end of this week.
　　① for　② in　③ to　④ with

問2　John doesn't have (　16　) experience as his brother does.
　　① as many　② as much　③ of much　④ so many

問3　The newspaper reveals that the (　17　) computers are popular for their design.
　　① latest　② more late　③ most late　④ most latest

問4　The school called (　18　) its sports day due to the weather.
　　① for　② in　③ of　④ off

問5　I'm going to Japan on business next month, and I'm getting very (　19　) about it.
　　① excite　② excited　③ exciting　④ excitement

問 6 His vague answer (20) me the impression that he was hiding something.
① enabled ② gave ③ held ④ spent

問 7 How come you decided (21) to the baseball game?
① go not ② go to not ③ not to go ④ to not going

問 8 In the future, you'll be able to avoid (22) fewer mistakes.
① made ② make ③ making ④ to make

問 9 The new law is scheduled to take (23) next month.
① affect ② affection ③ effect ④ efficiency

問 10 I think we need a more logical and (24) evaluation of the evidence.
① dependent ② identical ③ objective ④ subjective

第 3 問　次の会話文の意味が通るように、(　　　)内の①〜④の中から最も適当なものを一つずつ選び、その番号をマークせよ。

問 1　| 25 |

A: Ms. Williams was really upset today.

B: She has no (① conscience　② indifference　③ prejudice
　　④ tolerance) with lazy students.

問 2　| 26 |

A: Where are you? The movie starts in 5 minutes!

B: Sorry!　I'm having no (① luck　② occasion　③ place
　　④ time) finding a parking space.

問 3　| 27 |

A: I heard you caught a cold last week.

B: Yes, it was pretty bad.　It took me a few days to (① get over
② fall through　③ reach for　④ take after) it.

問 4　| 28 |

A: Where did you live (① along with　② aside from
　　③ in addition to　④ prior to) coming to Chicago?

B: In Los Angeles.　I was a manager at an IT company there for eight
　　years.

問 5　| 29 |

A: I'm afraid I won't be able to visit you this winter after all.

B: (① Good luck　② Shame on you　③ What a pity
　　④ What a relief)!　I was really looking forward to seeing you.

第4問　次の問い（問1〜5）の日本語の文の意味に合うように[　　　　]内の語句を並べかえて意味の通る英文を作り、空欄(　30　)〜(　39　)に入る語句を一つ選び、その番号をマークせよ。（ただし問5は、文頭に来る文字も小文字で表記してある。）

問1　メアリーは、猫とけんかをしてその耳にひどい怪我をした犬の世話をしていた。

Mary was taking (　　　) (　30　) (　　　) (　　　) (　31　) (　　　) (　　　) (　　　) with a cat.

[① a dog　② badly damaged　③ care　④ ears　⑤ in a fight　⑥ of　⑦ were　⑧ whose]

問2　その先生は生徒たちに、試験前に本を何冊か読むことを勧めた。

The teacher recommended (　　　) (　　　) (　32　) (　　　) (　　　) (　33　) (　　　) before the exam.

[① a certain　② books　③ number　④ of　⑤ read　⑥ that　⑦ the students]

問3　彼は言葉の学習をあまり簡単だとは思っておらず、インドネシア語を上達させるのには熱心な繰り返し練習をするしかなかった。

He doesn't (　　　) (　34　) (　　　), and (　　　) (　　　) (　35　) (　　　) (　　　) he improved the Indonesian.

[① diligent practice　② find　③ it was　④ learning languages　⑤ only　⑥ that　⑦ through　⑧ very easy]

問4　これらを、それぞれの幅が3センチ未満になるように細かく切ってください。

I (　　　) (　36　) (　　　) (　　　) (　　　) (　37　) (　　　) (　　　) three centimeters wide.

[① cut each of these　② into pieces　③ more　④ need　⑤ no　⑥ than　⑦ to　⑧ you]

問5　我々の計画を現実のものにするためには、投資家を探す必要がある。
（　　　）（　38　）（　　　）（　　　）（　　　）（　　　）（　39　），
we need to find some venture capitalists.

[　① a reality　② in　③ make　④ order　⑤ our　⑥ plan
　⑦ to]

化　学

問題

30年度

必要ならば，つぎの数値を用いなさい。

原子量：H = 1，C = 12，N = 14，O = 16，Na = 23，S = 32，Cl = 35.5，Zn = 65

$\log_{10} 2 = 0.30$，$\log_{10} 3 = 0.48$

アボガドロ定数：$N_A = 6.02 \times 10^{23} / mol$，　気体定数：$R = 8.30 \times 10^3 \, Pa \cdot L / (K \cdot mol)$

0 ℃ の絶対温度：273 K

【Ⅰ】　　つぎの文章を読んで，以下の問いに答えよ。

　原子 1 個の質量は非常に小さく，そのままの数値では扱いにくい。そこで現在では，種々の原子の質量は，特定の原子 X 1 個の質量を基準とした相対質量で表している。原子の質量数は原子核を構成する ア と イ の数の総和であり，各原子の相対質量はそれぞれの原子の質量数にごく近い値になる。また，元素には同位体が存在することも多く，各元素の同位体の天然存在比は地球上でほぼ一定である。そこで，それぞれの同位体の相対質量と存在比から，その元素を構成する原子の平均の相対質量が計算されている。この値を元素の原子量という。例えば，周期表の 17 族に属するハロゲン元素のうち，塩素原子には ^{35}Cl （相対質量 35.0）と ^{37}Cl （相対質量 37.0）の 2 種類の同位体があり，^{35}Cl と ^{37}Cl の存在比（$^{35}Cl : ^{37}Cl$）は約 ウ ： エ であるため塩素の原子量は約 35.5 となる。一方，臭素原子にも 2 種類の同位体，^{79}Br （相対質量 79.0）と ^{81}Br （相対質量 81.0）が約 1：1 （$^{79}Br : ^{81}Br$）で存在するために，臭素の原子量は約 79.9 となる。

問1　　下線部の特定の原子 X と，ア，イ にあてはまる正しいものの組合せはどれか。

	X	ア	イ		X	ア	イ
①	^1H	中性子	電子	⑥	^{12}C	電子	陽子
②	^1H	中性子	陽子	⑦	^{16}O	中性子	電子
③	^1H	電子	陽子	⑧	^{16}O	中性子	陽子
④	^{12}C	中性子	電子	⑨	^{16}O	電子	陽子
⑤	^{12}C	中性子	陽子				

問2　　ウ，エ にあてはまる最も近い数値の組合せはどれか。

	ウ	エ		ウ	エ
①	1	1	⑥	2	5
②	1	2	⑦	3	1
③	1	3	⑧	3	2
④	2	1	⑨	3	4
⑤	2	3	⑩	4	3

問3　　同位体に関するつぎの記述のうち，正しいのはどれか。

a　　互いに陽子の数は等しいが中性子の数が異なる原子同士である。

b　　互いに中性子の数は等しいが電子の数が異なる原子同士である。

c　　互いに電子の数および陽子の数がそれぞれ異なる原子同士である。

d　　質量数が 17 および 18 で，中性子の数がそれぞれ 9 および 10 の原子は，互いに同位
　　　体である。

① 　a のみ　　　　② 　b のみ　　　　③ 　c のみ　　　　④ 　d のみ

⑤ 　a, d のみ　　　⑥ 　b, c のみ　　　⑦ 　b, d のみ　　　⑧ 　c, d のみ

問4　　自然界に安定に存在するホウ素原子には，^{10}B（相対質量 10.0）と ^{11}B（相対質量 11.0）
　　　の 2 種類の同位体があり，その ^{10}B と ^{11}B の存在比率（%）をそれぞれ 19.6 % と 80.4 % と
　　　する。ホウ素の原子量はいくらか。最も近い値はどれか。

① 　10.2　　　　② 　10.3　　　　③ 　10.4　　　　④ 　10.5

⑤ 　10.6　　　　⑥ 　10.7　　　　⑦ 　10.8　　　　⑧ 　10.9

問5,6　　(1) 式，(2) 式に示す酸化還元反応について，以下の問いに答えよ。

$$_a\underline{Cl_2} \; + \; _b\underline{2\,Br^-} \; \rightarrow \; 2\,Cl^- \; + \; Br_2 \quad \cdots\cdots (1)$$
$$_c\underline{Br_2} \; + \; _d\underline{2\,I^-} \; \rightarrow \; 2\,Br^- \; + \; I_2 \quad \cdots\cdots (2)$$

問5　　(1) 式，(2) 式における下線部 a, b, c, d の物質のうち，酸化剤として作用している
　　　ものの正しい組合せはどれか。

① 　(a, b)　　② 　(a, c)　　③ 　(a, d)　　④ 　(b, c)　　⑤ 　(b, d)　　⑥ 　(c, d)

問6　ハロゲンの単体について，酸化力の強い順に並べたとき，正しいのはどれか。
　　　ただし，不等号は　強い ＞ 弱い　とする。

①　$Cl_2 > Br_2 > I_2$　　　②　$Cl_2 > I_2 > Br_2$　　　③　$Br_2 > Cl_2 > I_2$

④　$Br_2 > I_2 > Cl_2$　　　⑤　$I_2 > Cl_2 > Br_2$　　　⑥　$I_2 > Br_2 > Cl_2$

【Ⅱ】　　つぎの文章を読んで，以下の問いに答えよ。

　薄い酸の水溶液は ｜ ア ｜ 味を持ち，リトマス紙を ｜ A ｜ に変え，ブロモチモールブルー（BTB）溶液を ｜ B ｜ にする。｜ イ ｜ の定義では，水に溶解したときに ｜ ウ ｜ イオンを生じる物質を酸という。一方，薄い塩基の水溶液は ｜ エ ｜ 味をもち，リトマス紙を ｜ C ｜ に，BTB 溶液を ｜ D ｜ にする。｜ イ ｜ の定義では，水に溶解したときに ｜ オ ｜ イオンを生じる物質を塩基という。酸・塩基は価数により分類することができる。酸の場合，その化学式の中で，電離して H^+ となることのできる H の数を酸の価数という。塩基についても，その化学式の中で，電離して OH^- となることのできる OH の数，または受け取ることのできる H^+ の数を塩基の価数という。

問 7　　｜ ア ｜ ～ ｜ オ ｜ にあてはまる正しいものの組合せはどれか。

	ア	イ	ウ	エ	オ
①	苦	アレニウス	オキソニウム	酸	水酸化物
②	酸	アレニウス	オキソニウム	苦	水酸化物
③	甘	ドルトン	塩化物	辛	水酸化物
④	苦	ブレンステッド・ローリー	水酸化物	酸	オキソニウム
⑤	酸	ファラデー	水酸化物	苦	オキソニウム
⑥	苦	メンデレーエフ	オキソニウム	酸	水酸化物
⑦	酸	ブレンステッド・ローリー	塩化物	苦	アンモニウム
⑧	苦	ドルトン	水酸化物	酸	オキソニウム
⑨	酸	メンデレーエフ	オキソニウム	苦	アンモニウム
⑩	辛	ファラデー	水酸化物	甘	オキソニウム

問 8　　｜ A ｜ ～ ｜ D ｜ にあてはまる色の正しい組合せはどれか。

	A	B	C	D
①	赤色から青色	黄色	青色から赤色	青色
②	青色から赤色	緑色	赤色から青色	黄色
③	赤色から青色	青色	青色から赤色	緑色
④	青色から赤色	黄色	赤色から青色	青色
⑤	赤色から青色	緑色	青色から赤色	黄色
⑥	青色から赤色	青色	赤色から青色	緑色

問9　水溶液中におけるシュウ酸，アンモニア，二酸化炭素の価数の正しい組合せはどれか。

	シュウ酸	アンモニア	二酸化炭素		シュウ酸	アンモニア	二酸化炭素
①	1	1	1	⑥	2	1	2
②	1	1	2	⑦	2	2	1
③	1	2	1	⑧	2	2	2
④	1	2	2	⑨	3	1	1
⑤	2	1	1	⑩	3	1	2

問10　つぎの記述のうち，正しいのはどれか。

① 　イ　の酸・塩基の定義では，水は相手物質によって酸にも塩基にもなりうる。
② 分子中にヒドロキシ基 −OH をもつ化合物は，すべて塩基である。
③ 水溶液中での酢酸の電離度は，そのモル濃度が大きいほど大きくなる。
④ 同じモル濃度のリン酸と塩酸では，リン酸の方が強い酸である。
⑤ 同じモル濃度の硫酸の pH と硝酸の pH を比較すると，硫酸の pH の方が小さい。

問11　2 価の酸 X g を溶解した水溶液を過不足なく中和するのに，0.20 mol / L の 1 価の塩基の水溶液 40 mL を要した。この 2 価の酸の分子量を表す数式として正しいのはどれか。

① 50 X　　② 75 X　　③ 100 X　　④ 125 X
⑤ 200 X　　⑥ 250 X　　⑦ 275 X　　⑧ 300 X

問12　25 ℃ において，1.00 mol / L のアンモニア水溶液の pH は 11.7 であった。このアンモニアの電離定数 K_b は何 mol / L か。最も近い値はどれか。ただし，水のイオン積 (25 ℃) は 1.00×10^{-14} (mol / L)^2，また $10^{0.3} = 2.00$ とする。

① 2.00×10^{-6}　② 2.50×10^{-6}　③ 5.00×10^{-6}　④ 2.00×10^{-5}
⑤ 2.50×10^{-5}　⑥ 4.00×10^{-5}　⑦ 5.00×10^{-5}　⑧ 4.00×10^{-4}

問 13　一定量の塩酸に水酸化ナトリウム水溶液を滴下したとき，水溶液中に存在するイオンの物質量の変化は下記のグラフのようになった。このとき，矢印で示した (A) ～ (D) に対応するイオンの正しい組合せはどれか。ただし，水の電離で生じた H^+ および OH^- は除くものとする。

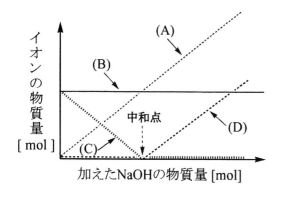

	(A)	(B)	(C)	(D)
①	H^+	OH^-	Na^+	Cl^-
②	H^+	Na^+	Cl^-	OH^-
③	OH^-	Cl^-	H^+	Na^+
④	OH^-	H^+	Na^+	Cl^-
⑤	Na^+	OH^-	Cl^-	H^+
⑥	Na^+	Cl^-	H^+	OH^-
⑦	Cl^-	Na^+	OH^-	H^+
⑧	Cl^-	H^+	OH^-	Na^+

問 14　つぎの a ～ e の塩のうち，その水溶液が塩基性を示すのはどれか。

a　塩化カリウム　　　b　炭酸ナトリウム　　　c　硫酸ナトリウム

d　酢酸ナトリウム　　e　塩化アンモニウム

① a のみ　　② b のみ　　③ c のみ　　④ d のみ　　⑤ e のみ

⑥ a, c のみ　　⑦ b, d のみ　　⑧ d, e のみ　　⑨ a, d, e のみ　　⑩ b, d, e のみ

【Ⅲ】　つぎの文章を読んで，以下の問いに答えよ。ただし，気体はすべて理想気体であるものとする。

　　ア　より，一定温度・一定圧力で気体の体積は粒子の数に　イ　する。これは混合気体でも成立し，同温・同圧の下で混合した気体の体積は，混合前の各気体の体積の和に等しい。例えば，体積 V_A [L]，物質量 n_A [mol] の気体 A と，体積 V_B [L]，物質量 n_B [mol] の気体 B を同温・同圧下で混合して，体積 V [L]，物質量 n [mol] の混合気体になったとき，以下の (1) 式および (2) 式が成立する。

$$n = n_A + n_B \qquad \cdots\cdots(1)$$
$$V = V_A + V_B \qquad \cdots\cdots(2)$$

　　上記の混合気体では， (3) 式の状態方程式が成立する。ただし，p は圧力 [Pa]，T は絶対温度 [K]，R は気体定数とする。

$$pV = nRT = (n_A + n_B)RT \qquad \cdots\cdots(3)$$

　　混合気体の圧力を全圧といい，各成分気体が単独で混合気体の全体積を占めるときの圧力を分圧という。気体 A の分圧を p_A [Pa]，気体 B の分圧を p_B [Pa] とすると，各成分気体に (4) 式および (5) 式が成立する。

$$p_A V = n_A RT \qquad \cdots\cdots(4)$$
$$p_B V = n_B RT \qquad \cdots\cdots(5)$$

　(4) 式と (5) 式の和は (6) 式となり，

$$(p_A + p_B)V = (n_A + n_B)RT \qquad \cdots\cdots(6)$$

　(3) 式と (6) 式を比較すると，分圧の和が全圧であることがわかる。

$$p\,(全圧) = p_A + p_B\,(分圧の和) \qquad \cdots\cdots(7)$$

　　この関係を分圧の法則といい，1801 年に　ウ　が発見した。
　(4) 式と (5) 式より， (8) 式が得られ，混合気体の各成分気体の分圧の比は物質量の比に等しいことがわかる。

$$\cdots\cdots(8)$$

　また混合気体を，ただ 1 種類の仮想の分子からなる気体として考えたとき，その混合気体の見かけの分子量を混合気体の平均分子量という。

　さらに，気体を発生させて容器に捕集する場合，水に溶けにくい気体は水上置換を用いることが多い。このとき，捕集された気体は水蒸気が飽和した混合気体になっている。したがって，捕集気体の分圧は，大気圧から水の飽和蒸気圧を差し引いたものになる。

問 15　　ア　と　イ　にあてはまる語句の正しい組合せはどれか。

		ア	イ		ア	イ
①		アボガドロの法則	比例	⑥	アボガドロの法則	反比例
②		気体反応の法則	比例	⑦	気体反応の法則	反比例
③		質量保存の法則	比例	⑧	質量保存の法則	反比例
④		ドルトンの法則	比例	⑨	ドルトンの法則	反比例
⑤		倍数比例の法則	比例	⑩	倍数比例の法則	反比例

問 16　　ウ　にあてはまる人物は誰か。

① ボイル　　　② シャルル　　　③ ヘンリー
④ アボガドロ　⑤ ドルトン　　　⑥ ファラデー
⑦ オストワルト　⑧ ハーバー　　⑨ ソルベー

問 17　　(8) 式にあてはまる数式として正しいのはどれか。

	(8) 式		(8) 式
①	$\dfrac{p_B}{p_A} = \dfrac{n_A}{n_B}$	⑤	$\dfrac{p_A}{p_B} = \dfrac{n_A}{n_A+n_B}$
②	$\dfrac{p_A}{p_B} = \dfrac{n_A}{n_B}$	⑥	$\dfrac{p_A}{p_B} = \dfrac{n_B}{n_A+n_B}$
③	$\dfrac{p_B}{p_A} = \dfrac{n_A}{n_A+n_B}$	⑦	$p_A + n_A = p_B + n_B$
④	$\dfrac{p_B}{p_A} = \dfrac{n_B}{n_A+n_B}$	⑧	$p_A + n_B = p_B + n_A$

問 18　一定温度で，1.60×10^5 Pa の窒素 N_2 3.00 L と 2.40×10^5 Pa の水素 H_2 2.00 L を 4.00 L の真空容器にすべて入れた。このとき，混合気体の全圧は何 Pa か。最も近い値はどれか。

① 6.00×10^4　② 9.00×10^4　③ 1.20×10^5　④ 1.80×10^5　⑤ 2.40×10^5
⑥ 3.20×10^5　⑦ 4.00×10^5　⑧ 4.80×10^5　⑨ 6.40×10^5　⑩ 9.60×10^5

問 19　27 ℃ において，19.2 g の酸素 O_2 と 5.60 g の窒素 N_2 を 16.6 L の真空容器にすべて入れた。このとき，混合気体の平均分子量の値はいくらか。最も近い値はどれか。

① 14.3　② 14.5　③ 15.0　④ 15.5　⑤ 15.7
⑥ 28.6　⑦ 29.0　⑧ 30.0　⑨ 31.0　⑩ 31.4

問 20　亜鉛に希硫酸を加え，発生した水素 H_2 のみを水上置換で捕集したところ，27 ℃，9.96×10^4 Pa でその体積は 830 mL であった。27 ℃ の水の飽和蒸気圧を 3.60×10^3 Pa とすると，捕集した水素 H_2 の物質量は何 mol か。最も近い値はどれか。

ただし，9.96×10^4 Pa は測定時の大気圧とする。また，水素 H_2 を捕集したメスシリンダー内の水面と外部の水面は一致しているものとする。

① 2.12×10^{-2}　② 3.20×10^{-2}　③ 3.32×10^{-2}　④ 3.44×10^{-2}　⑤ 3.62×10^{-2}
⑥ 21.2　⑦ 32.0　⑧ 33.2　⑨ 34.4　⑩ 36.2

【IV】　つぎの文章を読んで，以下の問いに答えよ。

　同じ分子式の有機化合物同士であっても原子の配列が違えば性質が異なる場合が多い。このように分子式が同じだが構造式が異なる化合物を互いに構造異性体という。一方，原子のつながり方や結合の種類は同じであっても立体構造が異なるために生じる異性体を立体異性体という。立体異性体には二重結合に対する置換基の配置の違いに由来する ┌ ア ┐，また不斉炭素原子を 1 個もつ化合物には，その鏡像の関係にある ┌ イ ┐ がある。

　分子内にカルボキシ基－COOH をもつ化合物をカルボン酸という。カルボン酸のうち，鎖状の炭化水素の末端にカルボキシ基 1 個が結合したものを特に脂肪酸という。このうち，炭化水素基が単結合のみからなるものを飽和脂肪酸，不飽和結合を含むものを不飽和脂肪酸という。

問 21　┌ ア ┐ にあてはまる語句はどれか。
問 22　┌ イ ┐ にあてはまる語句はどれか。

【問 21, 22 の解答群】

① 同素体　　② 置換体　　③ 二量体　　④ 幾何異性体
⑤ 反応中間体　⑥ 光学異性体　⑦ 縮合重合体　⑧ 同族体

問 23　分子式 C_6H_{10} のアルキンには構造異性体が全部で何個あるか。

① 1　② 2　③ 3　④ 4　⑤ 5　⑥ 6　⑦ 7　⑧ 8　⑨ 9　⑩ 10

問 24　4 種のカルボン酸 A, B, C 及び D について，以下のことが実験により確認されている。カルボン酸 A, C, D に対応する化合物の正しい組合せはどれか。

1)　A と B は互いに ┌ ア ┐ であり，A は加熱すると分子内で脱水反応が起こり酸無水物となる。
2)　C は 1 価のカルボン酸で還元性を示す。
3)　D はヒドロキシ基をもつカルボン酸で ┌ イ ┐ が存在する。

	A	C	D
①	無水酢酸	オレイン酸	酒石酸
②	フマル酸	ギ酸	サリチル酸
③	マレイン酸	安息香酸	グルタミン酸
④	無水酢酸	マレイン酸	サリチル酸
⑤	マレイン酸	ギ酸	乳酸
⑥	フタル酸	オレイン酸	酒石酸

問25　次の示性式で示される脂肪酸 a 〜 c における炭素原子間の二重結合の数について，正しい組合せはどれか。なお，炭素鎖に環状構造や三重結合は存在しないものとする。

$$a \quad C_{17}H_{35}COOH \qquad b \quad C_{17}H_{29}COOH \qquad c \quad C_{21}H_{31}COOH$$

	a	b	c		a	b	c
①	0	2	4	⑥	1	3	6
②	0	2	6	⑦	1	4	8
③	0	3	6	⑧	2	4	8
④	0	3	8	⑨	2	6	8
⑤	1	2	4	⑩	2	6	10

問26　つぎに示す化合物のうち，不斉炭素原子を持たず，かつ過マンガン酸カリウムによる酸化によってアルデヒドを経てカルボン酸となるものはどれか。

①
$$CH_3-CH_2-CH_2-\underset{\underset{CH_3}{|}}{\overset{\overset{OH}{|}}{C}}-CH_3$$

②
$$CH_3-CH_2-\underset{\underset{\underset{OH}{|}}{CH_2}}{\overset{|}{CH}}-CH_2-CH_3$$

③
$$CH_3-\underset{\underset{CH_3}{|}}{CH}-\underset{\underset{CH_3}{|}}{CH}-CH_2-OH$$

④
$$CH_3-\underset{\underset{CH_3}{|}}{CH}-\underset{\underset{CH_3}{|}}{\overset{\overset{OH}{|}}{C}}-CH_3$$

⑤
$$CH_3-CH_2-\underset{\underset{OH}{|}}{CH}-\underset{\underset{CH_3}{|}}{CH}-CH_3$$

⑥
$$CH_3-CH_2-\underset{\underset{CH_3}{|}}{\overset{\overset{OH}{|}}{C}}-\underset{\underset{CH_3}{|}}{CH}-CH_3$$

⑦
$$CH_3-\underset{\underset{CH_3}{|}}{CH}-CH_2-\underset{\underset{OH}{|}}{CH}-CH_3$$

⑧
$$CH_3-\underset{\underset{OH}{|}}{CH}-\underset{\underset{CH_3}{|}}{CH}-CH_2-CH_3$$

⑨
$$CH_3-\underset{\underset{CH_3}{|}}{\overset{\overset{CH_3}{|}}{C}}-\underset{\underset{OH}{|}}{CH}-CH_3$$

⑩
$$CH_3-CH_2-\underset{\underset{CH_3}{|}}{CH}-CH_2-OH$$

英　語

解答　30年度

❶

〔解答〕

問1　[1]　②
　　　[2]　①
　　　[3]　②
　　　[4]　②
　　　[5]　①
問2　[1]　④
　　　[2]　①
　　　[3]　①
　　　[4]　①
問3　③
問4　[1]　③
　　　[2]　④
　　　[3]　①
　　　[4]　②

〔出題者が求めたポイント〕

問1　内容把握
問2　空所補充
問3　指示語・内容把握
問4　下線部言い換え

〔全文訳〕（下線部が選択所の対応箇所）

　たいていの国では、仕事中に寝ることはひんしゅくを買うだけでなく、解雇の理由になる。[1] しかし日本では、ちょっとした勤勉の印とみなされる場合が多い（くたくたになるまで働いているに違いない、ということ）。

　それを表す言葉が「居眠り」である。「仕事中に寝ること」と翻訳されることが多いが、ケンブリッジ大学ダウニング・カレッジの日本研究学の上級講師で、最近このテーマで本を書いたブリギッテ・シテーガ博士は、「居眠り」を「その場にいて眠ること」と呼んだ方が正確だと述べている。

　その方が日本人の時間に対する捉え方をうまく表現している、たとえ集中度は落ちても同時に複数のことをこなせるとみなされるからだ、と彼女は言った。したがって、例の退屈な三か月に一回の販売会議中に、浜辺で過ごす休暇を夢に見ていても、ちゃんと参加したことが認められるのである。

　[2]「居眠り」が最もよく見られるのが、年配のサラリーマンである、とシテーガは言った。若手の社員は一日中起きていて自分が精力的だと思われたがるし、組み立てラインで働く労働者は、ウトウトなどしていられないからだ。

　「居眠り」をする点では男女とも同じだが、[3] 女性の方が、とりわけ居眠りにふさわしくない地位にある場合は、批判の対象になることが多い、とシテーガは言った。

　「居眠り」の歴史は、日本で少なくとも1000年以上あって、仕事場だけに限られているわけではない。[4] 人々は、デパートやカフェ、レストラン、あるいは人通りの多い都市部の歩道の、快適な場所でさえも眠ることができるのである。

　居眠りがとりわけ多いのは、どんなに混雑していようとも、通勤電車である。車内は、しばしば事実上の寝室へと変貌する。日本の犯罪率が極めて低いことも一役買っている。

　「車中で眠っていて襲われることはまずありません」と、ハーバード大の社会人類学教授デオドール・C・ベスターは言った。

　それどころか、社交の場で寝ることで評価が高まることもある。シテーガが覚えているあるレストランでの会食では、ある女性が招待した同僚の男性が食事中に寝てしまった。だが、他の招待客は、彼の「紳士の振る舞い」に好意を示した。すなわち、その場から立ち去ってしまうよりも寝ながらでも残ることを選択したことにである。

　公共の場所で寝ることが日本でよく行われている理由の一つは、自宅での睡眠時間が極めて短いことである。2015年の政府の調査によれば、睡眠時間が一日6時間未満の成人は39.5％である。

　「居眠り」に関する不文律は、「空間マナーを守って」、おとなしく寝ることである、とベスターが言った。「会議室のテーブルの下で足を延ばしたり、車中で他人の空間を犯したり、公園のベンチで横になったりすれば」と彼は言った。そんな行為をしたら、社会の規律を乱したとして非難を招くだろう。

　目を閉じているからといって、必ずしも眠っていることにはならない、なぜなら、プライバシーがほとんどない社会で、目を閉じて私的空間を創造しているのかもしれないからだ、とシテーガは指摘した。

　[5] 居眠りは日本では減ってきていると推測できる、とシテーガが言っている理由の一つがこれである。近頃では、スマホのおかげで目を開けたままでも自分の私的空間へと行けるからである。

〔解答のプロセス〕

問1

選択肢訳

　[1]　日本では、職場で居眠りすることは勤勉の印とはみなされない。〔第1段落〕

　[2]　日本では、仕事中に寝ることは、若いサラリーマンよりも年配のサラリーマンに多い。〔第4段落〕

　[3]　日本では、女性は居眠りをしている男性の同僚を非難する可能性が高い。〔第5段落〕

　[4]　日本では、外では居眠りするのは避ける傾向にある。〔第6段落〕

　[5]　スマホの使用のため、仕事中に寝る習慣は減っていることは、シテーガ博士には見当がついた。〔第13段落〕

問2

　[1]　render A as B「AをBと描写する」

[2]　stay awake「起きている」

[3]　no matter how ～「たとえどんなに～だとしても」

[4]　lie out「横たわる」

問3　—（ダッシュ）以下の具体的記述、"that he chose to stay present and sleep, rather than excuse himself"を指す　excuse oneself「席を外す、帰る」

問4

[1]　frown upon「～に眉をひそめる」

[2]　lower intensity「(仕事などの)熱心さがより低い→集中力が落ちる」

[3]　nod off「ウトウトする」

[4]　becoming「似合う、ふさわしい」

2
〔解答〕
問1　①
問2　②
問3　①
問4　④
問5　②
問6　②
問7　③
問8　③
問9　③
問10　③

〔出題者が求めたポイント〕
文法語法(選択)

〔解答のプロセス〕
問1　apply for ～「～を求めて申請する」
問2　as ～ as の同等比較文、experience が不可算名詞なので much を用いる
問3　the latest「最新の」
問4　call off ～「～を中止する」
問5　be excited about ～「(人が)～に興奮する」
問6　give someone the impression that ～「～という印象を人に与える」
問7　decide not to do ～「～しないことに決める」
問8　avoid doing ～「～するのを避ける」
問9　take effect「(法律などが)発効する」
問10　a more logical and objective evaluation「より論理的で客観的な評価」

3
〔解答〕
問1　④
問2　①
問3　①
問4　④
問5　③

〔出題者が求めたポイント〕
会話表現

〔解答のプロセス〕
問1　have no tolerance ～「我慢できない、決して許さない」
問2　have no luck doing ～「～がうまくいかない」
問3　get over ～「(病気など)を克服する」
問4　prior to ～「～より前に」
問5　What a pity!「残念だ」

4
〔解答〕
問1　⑥—④
問2　⑤—④
問3　④—⑦
問4　⑧—⑤
問5　④—①

〔出題者が求めたポイント〕
整序問題(語句)

〔解答のプロセス〕
問1　(Mary was taking) care of a dog whose ears were badly damaged in a fight (with a cat).
take care of ～「～の世話をする」
問2　The teacher recommended that the students read a certain number of books before the exam.
recommend that S ＋ 原型動詞 ～「S に～するよう勧める」　a certain number of ～「一定数の～」
問3　(He doesn't) find learning languages very easy, and it was only through diligent practice that (he improved the Indonesian).
find ＋ O ＋ C「O が C だと分かる」　強調構文 It is only ～ that …「…は～だけである」
問4　(I) need you to cut each of these into pieces no more than (three centimeters wide).
need ＋ O ＋ to do ～「O にぜひ～してほしい」　cut ～ into pieces「～を(…の大きさ)に切り分ける」　no more than ～「～未満」
問5　In order to make our plan a reality, (we need find some venture capitalists).
in order to do ～「～するために」　make ＋ O ＋ C「O を C にする」

化　学

解答　　30年度

推　薦

Ⅰ

〔解答〕

問1⑤　問2⑦　問3⑤　問4⑦　問5②　問6①

〔出題者が求めたポイント〕

原子量，ハロゲンの酸化力

〔解答のプロセス〕

問1　原子量の基準は，質量数（陽子と中性子の数の和）が 12 の炭素原子 $^{12}C = 12$ である。

問2　^{35}Cl と ^{37}Cl の存在比を $x : y$ とすると

$$35.0 \times \frac{x}{x+y} + 37.0 \times \frac{y}{x+y} = 35.5$$

$$0.5x = 1.5y \qquad \frac{x}{y} = \frac{1.5}{0.5} = \frac{3}{1}$$

問3　(a)正　(b),(c)陽子の数が異なるので同位体ではない。　(d)正　質量数 17, 中性子数 9→陽子数 8　質量数 18, 中性子数 10→陽子数 8　陽子数が同じであるから同位体である。

問4　$10.0 \times \frac{19.6}{100} + 11.0 \times \frac{80.4}{100} = 10.80 \fallingdotseq 10.8$

問5　(1)式で，Cl_2 は電子を得ている＝還元されている＝酸化剤。Br^- は還元剤。
　(2)式で，Br_2 は電子を得ている＝還元されている＝酸化剤。I^- は還元剤。

問6　ハロゲン単体の酸化力は，原子番号の小さい元素ほど強い。$F_2 > Cl_2 > Br_2 > I_2$

Ⅱ

〔解答〕

問7②　問8④　問9⑥　問10⑤　問11⑥
問12⑤　問13⑥　問14⑦

〔出題者が求めたポイント〕

酸と塩基

〔解答のプロセス〕

問7,8　アレニウスの定義では，水に溶解したときに水素イオンとなる水素をもつ物質で，水素イオンは水中ではオキソニウムイオンとなって酸性を示す。塩基は水に溶解したとき水酸化物イオンを生じる物質で，水酸化物イオンが塩基性を示す。酸性の水は酸味を持ち，リトマス紙を赤変し，ブロモチモールブルーを黄色にする。塩基性の水は苦味をもち，リトマス紙を青変しブロモチモールブルーを青色にする。

問9　シュウ酸 $H_2C_2O_4$ は 1 分子から H_3O^+ を 2 個生じるので 2 価の酸，アンモニア NH_3 は 1 分子から OH^- を 1 個生じるから 1 価の塩基，二酸化炭素 1 分子は水と反応すると H_3O^+ を 2 個生じるから 2 価の酸である。
　$CO_2 + H_2O \longrightarrow H_2CO_3 \longrightarrow 2H^+ + CO_3^{2-}$

問10　①アレニウスの定義では，H_2O は酸にも塩基にも属さない。ブレンステッド・ローリーの定義では相与によって酸にも塩基にもなる。　②$-OH$ があってもアルコールは中性物質でフェノールは酸である。③弱酸の電離度はモル濃度が小さいほど大きい。$\alpha = \sqrt{K_a/c}$　④塩酸は強酸，リン酸は中程度の酸である。　⑤正　H_2SO_4 は 2 価の強酸，HNO_3 は 1 価の強酸であるから，同じモル濃度では $[H^+]$ は H_2SO_4 の方が 2 倍大きく，pH は小さい。

問11　H^+ と OH^- は同じ物質量で反応するから，中和のとき，酸の物質量×価数＝塩基の物質量×価数　の関係がある。よって 2 価の酸の分子量を M とすると

$$\frac{X[g]}{M[g/mol]} \times 2 = 0.20\,mol/L \times \frac{40}{1000}\,L \times 1$$

$$M = 250X$$

問12　$pH = 11.7$　$[H^+] = 10^{-11.7}\,mol/L$
$= 10^{-12} \times 10^{0.3} = 2.00 \times 10^{-12}\,mol/L$

$$[OH^-] = \frac{1.00 \times 10^{-14}\,mol^2/L^2}{2.00 \times 10^{-12}\,mol/L} = 5.00 \times 10^{-3}\,mol/L$$

近似式　$[OH^-] = \sqrt{K_b c}$　より

$$K_b = \frac{[OH^-]^2}{c} = \frac{(5.00 \times 10^{-3}\,mol/L)^2}{1.00\,mol/L}$$
$$= 2.50 \times 10^{-5}\,mol/L$$

問13　$HCl + NaOH \longrightarrow NaCl + H_2O$
　実際の反応は　$H^+ + OH^- \longrightarrow H_2O$　よって
　H^+：次第に減少し，中和後 0 となる→直線 C
　OH^-：中和点まで 0，その後次第に増加する→直線 D
　Cl^-：最初から増減なし→直線 B
　Na^+：最初 0，次第に増加する→直線 A

問14　(a)強酸 HCl と強塩基 KOH の正塩で中性
　(b)弱酸 H_2CO_3 と強塩基 NaOH の塩で塩基性
　　$CO_3^{2-} + H_2O \rightleftarrows HCO_3^- + OH^-$
　(c)強酸 H_2SO_4 と強塩基 NaOH の正塩で中性
　(d)弱酸 CH_3COOH と強塩基 NaOH の塩で塩基性
　　$CH_3COO^- + H_2O \rightleftarrows CH_3COOH + OH^-$
　(e)強酸 HCl と弱塩基 NH_3 の塩で酸性
　　$NH_4^+ + H_2O \longrightarrow NH_3 + H_3O^+$

Ⅲ

〔解答〕

問15①　問16⑤　問17②　問18⑤　問19⑨
問20②

〔出題者が求めたポイント〕

気体の法則

〔解答のプロセス〕

問15　同温，同圧，同体積の気体中には同数の分子を含む（アボガドロの法則）から，一定温度，一定圧力の気体の体積と含まれる気体分子数は比例する。

問16　イギリスのドルトンである。

問17　$\dfrac{(4)式}{(5)式}$ より　$\dfrac{p_A}{p_B}=\dfrac{n_A}{n_B}$

問18　窒素の分圧を p_1〔Pa〕，水素の分圧を p_2〔Pa〕とすると，ボイルの法則より

$1.60\times10^5\,Pa\times3.00L=p_1〔Pa〕\times4.00L$

$\qquad\qquad p_1=1.20\times10^5〔Pa〕$

$2.40\times10^5\,Pa\times2.00L=p_2〔Pa〕\times4.00L$

$\qquad\qquad p_2=1.20\times10^5〔Pa〕$

全圧 $P=p_1+p_2$

$\qquad=1.20\times10^5\,Pa+1.20\times10^5\,Pa$

$\qquad=2.40\times10^5\,Pa$

問19　酸素 19.2g は　$\dfrac{19.2\,g}{32\,g/mol}=0.600\,mol$

窒素 5.60g は　$\dfrac{5.60\,g}{28\,g/mol}=0.200\,mol$

平均分子量＝(成分気体の分子量×モル分率)の和

$=32.0\times\dfrac{0.600}{0.600+0.200}+28.0\times\dfrac{0.200}{0.600+0.200}$

$=31.0$

問20　捕集した水素の分圧＝大気圧－飽和水蒸気圧

$=9.96\times10^4\,Pa-3.60\times10^3\,Pa=9.60\times10^4\,Pa$

水素を n〔mol〕とすると，気体の状態方程式より

$9.60\times10^4\,Pa\times830\times10^{-3}L$

$=n〔mol〕\times8.30\times10^3\,Pa\cdot L/(K\cdot mol)\times(27+273)K$

$\qquad n=3.20\times10^{-2}〔mol〕$

Ⅳ

〔解答〕

問21 ④　問22 ⑥　問23 ⑦　問24 ⑤　問25 ③
問26 ②

〔出題者が求めたポイント〕

脂肪族化合物の構造と性質

〔解答のプロセス〕

問21　C=C 結合が自由回転できないために生じる置換基の配置による異性体を幾何異性体(シス−トランス異性体)という。

問22　不斉炭素原子のため生じる実物と鏡像の関係の異性体を鏡像異性体(光学異性体)という。

問23　アルカン C_6H_{14} の構造異性体に，端から順に C≡C を入れて考える。

$$C≡C-C-C-C \qquad C-C≡C-C-C$$

$$C-C-C≡C-C \qquad \begin{array}{c} C \\ | \\ C-C-C≡C-C \end{array}$$

$$\begin{array}{c} C \\ | \\ C-C-C-C≡ \end{array} \qquad \begin{array}{c} C \\ | \\ C≡C-C-C-C \end{array}$$

$$\begin{array}{c} C \\ | \\ C-C-C≡C \\ | \\ C \end{array} \quad の7種類$$

問24　(1)選択肢より，幾何異性体の関係にあるのはマレイン酸とフマル酸。シス形のマレイン酸は2個の－COOH が近いので容易に分子内脱水して酸無水物の

無水マレイン酸になるが，トランス形のフマル酸は2個の －COOH が離れていて分子内脱水しない。

マレイン酸 (A)　　　　　フマル酸 (B)

$$\begin{array}{c} HOOC \qquad COOH \\ C=C \\ H \qquad\qquad H \end{array} \qquad \begin{array}{c} HOOC \qquad H \\ C=C \\ H \qquad\qquad COOH \end{array}$$

無水マレイン酸

$$\begin{array}{c} H \quad\; C \overset{\displaystyle =O}{} \\ \;\;\; \| \qquad\quad O \\ H \quad\; C \overset{\displaystyle =O}{} \end{array}$$

(2)ギ酸にはアルデヒド基が含まれていて還元性を示す。

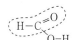

(3)選択肢のうちヒドロキシ基をもつカルボン酸は酒石酸，サリチル酸，乳酸。そのうち不斉炭素原子 C* があるのは酒石酸と乳酸である。

酒石酸　$HOOC-C^*H(OH)-C^*H(OH)-COOH$

乳酸　$CH_3C^*H(OH)COOH$

サリチル酸

$$\begin{array}{c} \\ OH \\ COOH \end{array}$$

問25　飽和脂肪酸は $C_nH_{2n+1}COOH$

(a)H の数は　$17\times2+1=35$　になっていて飽和である(C=C は0)

(b)H の数は飽和のときの35より6少ないのでC=C は　$6/2=3$個　である。

(c)飽和のときの H の数は　$21\times2+1=43$

飽和のときより H の数が　$43-31=12$　少ないので C=C の数は　$12/2=6$個　である。

なお a はステアリン酸。b はリノレン酸，c はドコサヘキサエン酸 DHA である。

問26　$KMnO_4$ による酸化でアルデヒドを経てカルボン酸になるのは $-CH_2OH$ をもつ第一級アルコールで②，③，⑩。このうち不斉炭素原子 C* をもたないのは②。

② $CH_3-CH_2-CH-CH_2-CH_3$　　下に $\begin{array}{c}|\\CH_2\\|\\OH\end{array}$

③ $CH_3-CH-C^*H-CH_2-OH$　　下に $\begin{array}{cc}CH_3 & CH_3\end{array}$

⑩ $CH_3-CH_2-C^*H-CH_2-OH$　　下に CH_3

氏名、フリガナを記入しなさい

フリガナ

氏　名

受験番号を記入し、さらにその下の
マーク欄にマークしなさい

受験番号

万	千	百	十	一

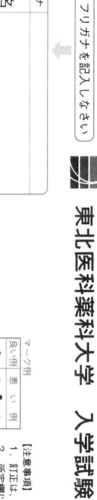

東北医科薬科大学　入学試験　解答用紙

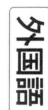

外国語

マーク例

良い例　●
悪い例　⊘　◑　✕

[注意事項]
1. 訂正は、消しゴムできれいに消し、消しくずを残してはいけません。
2. 所定欄以外にはマークしたり、記入したりしてはいけません。
3. 汚したり、折り曲げたりしてはいけません。

解答番号	解　答　欄 1 2 3 4 5 6 7 8 9 10
1	
2	
3	
4	
5	
6	
7	
8	
9	
10	
11	
12	
13	
14	
15	
16	
17	
18	
19	
20	

解答番号	解　答　欄 1 2 3 4 5 6 7 8 9 10
21	
22	
23	
24	
25	
26	
27	
28	
29	
30	
31	
32	
33	
34	
35	
36	
37	
38	
39	
40	

解答番号	解　答　欄 1 2 3 4 5 6 7 8 9 10
41	
42	
43	
44	
45	
46	
47	
48	
49	
50	
51	
52	
53	
54	
55	
56	
57	
58	
59	
60	

この解答用紙は124%に拡大すると、ほぼ実物大になります。

東北医科薬科大学　入学試験　解答用紙　理科

氏名、フリガナを記入しなさい

フリガナ

氏名

受験番号を記入し、さらにその下の
マーク欄にマークしなさい

受験番号

	万	千	百	十	一

1科目だけマークしなさい。
解答科目欄が無マーク又は複数マークの場合は0点となります。

解答科目欄

化学	物理	生物

【注意事項】
1. 訂正は、消しゴムできれいに消し、消しくずを残してはいけません。
2. 所定欄以外にはマークしたり、記入したりしてはいけません。
3. 汚したり、折り曲げたりしてはいけません。

マーク例
良い例　悪い例

この解答用紙は 124％に拡大すると、ほぼ実物大になります。

平成29年度

問　題　と　解　説

英 語

問題

29年度

第 1 問 次の英文を読み、問い（問1〜4）に答えよ。

　Excessive use of computer games among young people in China (1)<u>appears to be taking an alarming turn</u> and may have particular relevance for American parents whose children spend many hours a day focused on electronic screens.　The documentary "Web Junkie" highlights the tragic effects on teenagers who become （　ア　） on video games, playing for dozens of hours at a time often without breaks to eat, sleep or even use the bathroom.　Many come to view the real world as fake.

　Chinese doctors consider this phenomenon a clinical disorder and have established rehabilitation centers where afflicted youngsters are confined for months of sometimes draconian therapy, completely isolated from all media, (2)<u>the effectiveness of which remains to be demonstrated</u>.

　While Internet addiction is not yet considered a clinical diagnosis here, there is no question that (3)<u>American youths are plugged in and turned out of "live" action for many more hours of the day than experts consider healthy for normal development</u>.　And it starts early, often with preverbal toddlers handed their parents' cellphones and tablets to entertain themselves when they should be observing the world around them and interacting with their caregivers.

　Before age 2, children should not be exposed to any electronic media, the American Academy of Pediatrics maintains, because "a child's brain develops rapidly during these first years, and young children learn best by interacting with people, not screens."　Older children and teenagers should spend (4)<u>only</u> one or two hours a day with entertainment media, preferably with high-quality content, and spend more free time playing outdoors, reading, doing hobbies and "using their imaginations in free play," the academy recommends.

　Technology is a poor substitute for personal interaction.　Dr. Catherine Steiner-Adair, a Harvard-affiliated clinical psychologist and author of the best-selling book *The Big Disconnect: Protecting Childhood and Family Relationships in the Digital Age* says, "children have to know that (5)<u>life is fine off the screen</u>.　It's interesting and good to be curious about other people, to learn how to listen.　It teaches them social and emotional intelligence, which is critical for success in life."

(6)Children who are heavy users of electronics may become adept at multitasking, but they can lose the ability to focus on (　イ　) is more important, a trait critical to the deep thought and problem solving needed for many jobs and other endeavors later in life.

(7)Texting looms as the next national epidemic, with half of teenagers sending 50 or more text messages a day and those aged 13 through 17 averaging 3,364 texts a month, Amanda Lenhart of the Pew Research Center found in a 2012 study.

There can be physical consequences, too.　Children can develop pain in their fingers and wrists, narrowed blood vessels in their eyes, and neck and back pain from being slumped over their phones, tablets and computers.

問 1　次の[1]〜[5]の文の内容が本文の内容と一致する場合は①を、一致しない場合は②をマークせよ。

[1]　| 1 |

Internet addiction is considered a clinical disorder in the United States while it is not so in China.

[2]　| 2 |

Young people in both China and the United States worry about their own excessive use of computer games.

[3]　| 3 |

Experts do not consider playing video games unhealthy because it has nothing to do with the normal development of young people.

[4]　| 4 |

The American Academy of Pediatrics claims that children before age 2 should spend time interacting with other people.

[5]　| 5 |

Using cellphones, tablets and computers for many hours a day has a negative effect on physical health.

問 2　本文中の空欄(ア)、(イ)に入る最も適当な語を、①〜④の中から一つ選び、その番号をマークせよ。

[1] 空欄(ア)　6
　　① hook　② hooked　③ hooking　④ hooks

[2] 空欄(イ)　7
　　① how　② that　③ what　④ which

問 3　下線部(4)"only"と最も近い意味の語句を①〜④の中から一つ選び、その番号をマークせよ。　8
　　① less than　② no less than　③ no more than　④ not more than

問 4　本文中の下線部(1)〜(3)および (5)〜(7)の意味として最も適当なものを①〜④の中から一つ選び、その番号をマークせよ。

[1] 下線部(1)　9
　　① 新たな転換期に来ているようだ
　　② 気がかりな展開になりつつあるようだ
　　③ 目の覚めるような事態になっているようだ
　　④ 異様な雰囲気になっているようだ

[2] 下線部(2)　10
　　① その効果が知られるのはこれからだ
　　② その効果は証明され続けている
　　③ その効果が宣伝されるのはこれからだ
　　④ その効果が証明されるのはこれからだ

[3]　下線部(3)　| 11 |

　　①アメリカの若者たちは一日の長い時間をインターネットの使用に費やしたが、正常な発育が妨げられると考えた専門家たちの心配も杞憂に終わり、現実の社会に再び戻ってきた

　　②アメリカの若者たちは、正常な発育のための健全性を訴える専門家であるにもかかわらず、一日の大半の時間をインターネットに費やしているが、実社会にもより目を向けるようになった

　　③アメリカの若者たちは、専門家が正常な発育にとって健全と考える一日の時間をはるかに超えて、インターネットを使用し、現実の世界から疎外されている

　　④アメリカの若者たちがインターネット使用を極力控え、現実の世界により目を向けるようになって初めて、専門家たちは正常な発育のための健全性について考えるようになった

[4]　下線部(5)　| 12 |

　　①電子画面があることで、生活は豊かになる

　　②電子画面がなくとも、生活には不都合はない

　　③電子画面を消せば、生活の質が上がる

　　④電子画面を消せば、生活は不便になる

[5]　下線部(6)　| 13 |

　　①電子機器の使用時間が長い子供たちは、複数の作業を同時にこなす能力がつくかもしれない

　　②数多くの電子機器を使う子供たちは、細かい仕事への集中力が身につくかもしれない

　　③数多くの電子機器を使う子供たちは、様々な仕事への適応能力が身につくかもしれない

　　④電子機器の使用時間が長い子供たちは、いろいろな仕事への適応能力を身につけるかもしれない

[6] 下線部(7)　[14]
　　① メッセージのやりとりは、次世代の国家の危機になる余地がある
　　② 電子書籍が、次世代の技術として流行しつつある
　　③ メッセージのやりとりが、次世代の全国的流行として迫っている
　　④ 新しい携帯端末は、伝染病のように次々に現れる

第 2 問　次の問い（問 1〜5）の A と B の会話が自然になるように、B の空欄に入る最も適当なものを枠内の①〜⑦の中から一つ選び、その番号をマークせよ。ただし、同じ選択肢を繰り返し選んではいけない。

問 1　A:　That's a fairly difficult question for me to answer right away.
　　　B:　([15])

問 2　A:　How far does this train go?
　　　B:　([16])

問 3　A:　I did as he told me to do and failed.
　　　B:　([17])

問 4　A:　Let's rack our brains more.
　　　B:　([18])

問 5　A:　I don't know why I feel so tired these days.
　　　B:　([19])

---

① You shouldn't blame others.
② You should see a doctor.
③ Just give her time, then she'll be able to manage it.
④ To Sendai, sir.
⑤ Two heads are better than one and we may come up with some good ideas.
⑥ Take your time.　Don't rush.
⑦ I finished them the day before yesterday.

第3問

次の問い（問1〜10）の英文中の空欄(20)〜(29)に入る最も適当な語句を①〜④の中から一つ選び、その番号をマークせよ。

問1 I remember (20) the letter yesterday.
① I have posted ② posting ③ to post ④ to posting

問2 Students should try (21) late.
① not be ② not to be ③ to don't be ④ to not be

問3 Bill moved to Spain just a few months ago, so he isn't used (22) Spanish as yet.
① speaking ② to be spoken ③ to speak ④ to speaking

問4 If you want to lose weight, you'll have to be careful about (23) you eat.
① as ② that ③ what ④ which

問5 The wall wasn't (24) bears out.
① high enough to keep ② higher than to keep
③ so high as keep ④ so high that can keep

問6 My uncle was the only person (25) in the car accident.
① being injured ② injure ③ injured ④ injuring

問7 Susie showed up half an hour late (26) usual.
① as ② in ③ like ④ than

問8 You had better take an umbrella in (27) it rains.
① case ② fearing ③ place ④ time

問9 (28) very cloudy, we decided to go on a picnic.
① Being ② Having been ③ It being ④ It was

問 10　Jane walked out of the house without (　29　) saying a word to her mother.
　　　① as little as　② better than　③ less than　④ so much as

第 4 問　次の問い（問 1〜5）の日本語の文の意味に合うように[　　　]内の語句を並べかえて意味の通る英文を作り、空欄(　30　)〜(　39　)に入る語句を一つ選び、その番号をマークせよ。（ただし問 2 は、文頭に来る文字も小文字で表記してある。）

問 1　私の夫は、家の中の仕事は何でもするが、洗濯だけはしない。
　　　My husband (　　　) (　30　) (　　　) (　　　) (　31　) (　　　) laundry.
　　　[① but　② does　③ everything　④ in　⑤ the　⑥ the house]

問 2　この治療法は、胃の病気に良く効くに違いない。
　　　(　　　) (　　　) (　　　) (　32　) (　　　) (　　　) (　33　) (　　　) gastric diseases.
　　　[① be　② great　③ must　④ of　⑤ therapy　⑥ this　⑦ to　⑧ value]

問 3　出発時間までに戻って来るのであれば、どこへ行っても結構です。
　　　You can go (　　　) (　　　) (　34　) (　　　) (　　　) (　　　) (　35　) (　　　) we leave.
　　　[① anywhere　② as　③ by　④ return　⑤ long as　⑥ you　⑦ you like　⑧ the time]

問 4　我々は、これらの写真をできるだけ多くの人に見てもらいたい。
　　　We want (　36　) (　　　) (　　　) (　　　) (　　　) (　37　) (　　　) (　　　).
　　　[① as　② as possible　③ be　④ by　⑤ many people　⑥ seen　⑦ these photographs　⑧ to]

問5　メアリーは、自分がしたことを友人たちに信じさせることができるか
　　どうか考えていた。

Mary was wondering (　　　) (　　　) (38) (　　　) (　　　)
(　　　) (　　　) (39) she had accomplished.

[① believe　② could　③ friends　④ her　⑤ if　⑥ make
　⑦ she　⑧ what]

化 学

問題

29年度

必要ならば，つぎの数値を用いなさい。

原子量：H = 1，C = 12，O = 16，Na = 23，S = 32，Cl = 35.5

$\log_{10}2 = 0.30$，$\log_{10}3 = 0.48$

気体定数：$R = 8.30 \times 10^3$ Pa・L / (K・mol)，ファラデー定数：9.65×10^4 C / mol

0 ℃の絶対温度：273 K

【 I 】　　　つぎの文章を読んで，以下の問いに答えよ。

　　原子の中心にあるほとんどの原子核は，正の電荷をもついくつかの ア と，電荷を持たないいくつかの イ からできており，ア と イ の質量はほぼ等しい。原子核の周りに存在する ウ は負の電荷をもつ粒子であり，その質量は小さく，ア や イ の質量の約 1 / 1840（1840 分の 1）である。原子核中の ア の数は元素の種類によって異なり，これをその原子の エ という。一方，原子核中の ア と イ の数の和を，その原子の オ という。原子中の電子は，電子殻とよばれるいくつかの軌道に分かれて存在している。電子殻は原子核に近い内側から順に K 殻，L 殻，M 殻，N 殻 ・・という。

　　ところで，成層圏では窒素原子 ^{14}N と宇宙からの放射線の作用により，放射能をもつ ^{14}C が絶えず発生しているため大気中の ^{14}C の割合はほぼ一定に保たれている。植物は ^{14}C を含む二酸化炭素 CO_2 を取り込み，また動物は植物を食べるため，生物は体内に大気と同じ割合の ^{14}C をもっている。生物が死ぬと体外から ^{14}C の取り込みが途絶え，体内の ^{14}C は一定の割合で壊れて減り続ける。^{14}C が壊れて量が半分になるまでの時間は約 5700 年である。したがって，遺跡など考古学的資料の調査において，その ^{14}C の存在比を調べることで年代測定ができる。

問1　　ア ～ ウ にあてはまる語句の正しい組合せはどれか。

	ア	イ	ウ
①	陽子	電子	中性子
②	陽子	中性子	電子
③	電子	中性子	陽子
④	電子	陽子	中性子
⑤	中性子	電子	陽子
⑥	中性子	陽子	電子

問 2　　エ　　と　　オ　　にあてはまる語句の正しい組合せはどれか。

	エ	オ
①	原子量	質量
②	原子量	質量数
③	原子番号	質量
④	原子番号	質量数
⑤	質量	原子量
⑥	質量	原子番号
⑦	質量数	原子量
⑧	質量数	原子番号

問 3　　ア　　の数は同じであるが，　イ　　の数が異なる原子を互いに何というか。

①　同位体　　　　②　同素体　　　　③　同族体　　　　④　異性体
⑤　二量体　　　　⑥　中間体　　　　⑦　置換体　　　　⑧　重合体

問 4　　^{52}Cr 原子の 3 価の陽イオン（Cr^{3+}）には 21 個の　　ウ　　が存在する。　イ　　の数は
いくつか。

①　16　　　　②　19　　　　③　22　　　　④　25　　　　⑤　28
⑥　31　　　　⑦　34　　　　⑧　37　　　　⑨　40　　　　⑩　44

問 5　　原子の電子配置に関するつぎの記述のうち，正しいものの組合せはどれか。

a　電子は，原子核から遠いほどエネルギーの低い安定な状態になる。
b　マグネシウムイオン Mg^{2+}は，アルゴン原子 Ar と同じ電子配置をもつ。
c　ヘリウム He を除く，希ガス原子の最外殻電子および価電子の数は共に 8 個である。
d　N 殻は最大 32 個の電子を収容することができる。
e　L 殻と M 殻では，1〜7 個の電子が価電子になる。

①　(a, b)　　②　(a, c)　　③　(a, d)　　④　(a, e)　　⑤　(b, c)
⑥　(b, d)　　⑦　(b, e)　　⑧　(c, d)　　⑨　(c, e)　　⑩　(d, e)

問6　下の表は，周期表の第3周期に属するすべて元素の第一イオン化エネルギーを順不同で示したものである。このうち，最も陽イオンになりやすい元素と最も電子親和力が大きい元素の正しい組合せはどれか。ただし，$a \sim h$ は仮の元素記号とする。

	a	b	c	d	e	f	g	h
第一イオン化エネルギー	1251	1012	496	1521	578	738	1000	787

	①	②	③	④	⑤	⑥	⑦	⑧
最も陽イオンになりやすい元素	a	a	c	c	d	d	e	e
最も電子親和力が大きい元素	c	e	a	d	c	e	a	d

問7　ある遺跡から発掘された木材中の ^{14}C を調べると，その存在比は大気の ^{14}C の 12.5 ％であった。この木材は今から約何年前に切り倒されたものと推定できるか。

①　1425　　　②　1900　　　③　2850　　　④　5700
⑤　8550　　　⑥　11400　　　⑦　17100　　　⑧　22800

【Ⅱ】　　　つぎの文章を読んで，以下の問いに答えよ。

　物質の量を表すとき，質量（g）や体積（L）を用いることが多いが，化学変化における量の関係を正確に表すには，質量や体積よりも，個数を使ったほうが便利なことが多い。化学では，$6.02×10^{23}$ 個（アボガドロ数）の粒子の集団を 1 つの単位として扱う。すなわち，アボガドロ数の粒子の集団を 1 モル（1 mol）といい，モル（mol）を単位として表した物質の量を物質量という。一方，溶液の濃度を表すには，質量パーセント濃度（%）やモル濃度（mol / L）などが用いられる。また，水溶液の酸性や塩基性の程度は，pH（水素イオン指数）という数値で表される。pH は，水溶液中の水素イオン濃度 $[H^+]$ の大きさを示す指標である。なお，$[H^+]$ はモル濃度で表される。

問 8　　二酸化炭素 66.0 g の中に，酸素原子は何個含まれるか。最も近い値はどれか。

①　$9.03×10^{22}$　　　②　$1.81×10^{23}$　　　③　$2.71×10^{23}$　　　④　$4.52×10^{23}$

⑤　$9.03×10^{23}$　　　⑥　$1.81×10^{24}$　　　⑦　$2.71×10^{24}$　　　⑧　$4.52×10^{24}$

問 9, 10　安息香酸の完全燃焼に関する以下の問いに答えよ。

問 9　　安息香酸を完全燃焼させると水と二酸化炭素が生成する。この化学反応式はどれか。

①　$C_6H_5COOH + 7O_2$　　　　　　→　　$7CO_2 + 3H_2O$

②　$2C_6H_5COOH + 15O_2$　　　　　→　　$14CO_2 + 6H_2O$

③　$C_6H_4(OH)COOH + 7O_2$　　　→　　$7CO_2 + 3H_2O$

④　$2C_6H_4(OH)COOH + 15O_2$　　→　　$14CO_2 + 6H_2O$

⑤　$C_6H_4(COOH)_2 + 7O_2$　　　　→　　$8CO_2 + 3H_2O$

⑥　$2C_6H_4(COOH)_2 + 15O_2$　　　→　　$16CO_2 + 6H_2O$

問 10　　標準状態において，完全燃焼によって二酸化炭素 78.4 L を過不足なく生成させるには，安息香酸は何 g 必要か。最も近い値はどれか。

①　30.5　　　②　34.5　　　③　40.7　　　④　51.8

⑤　61.0　　　⑥　69.0　　　⑦　77.3　　　⑧　122

問 11　質量パーセント濃度（%）を表している式はどれか。

① $\dfrac{溶質の質量[\,g\,]}{溶質の質量[\,g\,]+溶媒の質量[\,g\,]} \times 100$　② $\dfrac{溶質の質量[\,g\,]+溶媒の質量[\,g\,]}{溶媒の質量[\,g\,]} \times 100$

③ $\dfrac{溶液の質量[\,g\,]}{溶質の質量[\,g\,]} \times 100$　④ $\dfrac{溶質の質量[\,g\,]}{溶媒の質量[\,g\,]} \times 100$　⑤ $\dfrac{溶媒の質量[\,g\,]}{溶液の質量[\,g\,]} \times 100$

⑥ $\dfrac{溶質の質量[\,g\,]}{溶液の体積[\,L\,]} \times 100$　⑦ $\dfrac{溶質の質量[\,g\,]}{溶媒の体積[\,L\,]} \times 100$　⑧ $\dfrac{溶媒の質量[\,g\,]}{溶液の体積[\,L\,]} \times 100$

問 12　質量パーセント濃度 98.0 ％の濃硫酸（密度：1.85 g / cm³）のモル濃度は何 mol / L か。最も近い値はどれか。

①　4.90　　　②　9.25　　　③　9.80　　　④　12.3
⑤　18.5　　　⑥　19.6　　　⑦　29.4　　　⑧　37.0

問 13　つぎの記述のうち，正しいものの組合せはどれか。

a　pH が 1 大きくなれば，[H⁺] は 10 倍になる。
b　中和する酸・塩基の物質量は，酸や塩基の強弱（電離度の大小）には無関係である。
c　pH と [H⁺] の関係は，pH ＝ log₁₀[H⁺]，または [H⁺] ＝ 10 ᵖᴴ である。
d　pH 5 の塩酸を水で 1000 倍に希釈すると pH は 8 になる。
e　一般に弱酸の電離度は，温度が一定ならば，酸の濃度が大きくなるほど小さくなる。

①　(a, b)　②　(a, c)　③　(a, d)　④　(a, e)　⑤　(b, c)
⑥　(b, d)　⑦　(b, e)　⑧　(c, d)　⑨　(c, e)　⑩　(d, e)

問 14　27 ℃，4.98×10⁵ Pa で 2.50 L を占める塩化水素を，すべて水に溶かして 1.00 L とした塩酸の pH はいくらか。最も近い値はどれか。ただし，塩化水素は理想気体とみなす。また，水に溶かした塩化水素は完全に電離するものとする。

①　0.300　　　②　0.600　　　③　0.780　　　④　1.00
⑤　1.20　　　⑥　1.56　　　⑦　1.80　　　⑧　2.40

【Ⅲ】　　　つぎの文章を読んで，以下の問いに答えよ。

　水酸化ナトリウム NaOH は，工業的には陽極に黒鉛 C，陰極に鉄 Fe を用い，両極間をイオン交換膜で仕切った状態で，塩化ナトリウム水溶液を電気分解することによって製造される。この電気分解により陽極側では　ア　の反応が起こり気体　イ　が発生する。一方，陰極側では　ウ　の反応が起こり，　エ　濃度が大きくなる。その電荷を打ち消すために陽極側より　オ　が移動してくる。したがって，この付近の水溶液を濃縮すると純度の高い水酸化ナトリウムが得られる。なお，この電気分解では，十分な濃度の塩化ナトリウム水溶液および水が供給されているものとし，流した電気量はすべて電気分解で消費されるものとする。また，発生する気体として水蒸気は除くものとする。

問15　　上述した塩化ナトリウム水溶液の電気分解について，正しいものの組合せはどれか。

　　a　使用されているイオン交換膜は，陰イオン交換膜である。
　　b　塩化ナトリウム水溶液は陰極側に入れて電気分解する。
　　c　ナトリウムイオン Na^+ のように，イオン化傾向の大きい金属の陽イオンは還元されやすい。
　　d　陰極側からも気体が発生する。
　　e　電子が流れ出す陽極では，最も酸化されやすい物質が電子を失う酸化反応が起こる。

　　①　　(a, b)　　②　　(a, c)　　③　　(a, d)　　④　　(a, e)　　⑤　　(b, c)
　　⑥　　(b, d)　　⑦　　(b, e)　　⑧　　(c, d)　　⑨　　(c, e)　　⑩　　(d, e)

問16　　ア　にあてはまる適切な電子 e^- を含むイオン反応式はどれか。
問17　　ウ　にあてはまる適切な電子 e^- を含むイオン反応式はどれか。

【問 16, 17 の解答群】

　　①　$2H_2O + 2e^- \rightarrow H_2 + 2OH^-$　　　　　②　$Na^+ + e^- \rightarrow Na$
　　③　$2H^+ + 2e^- \rightarrow H_2$　　　　　　　　　④　$2H_2O \rightarrow O_2 + 4H^+ + 4e^-$
　　⑤　$2Cl^- \rightarrow Cl_2 + 2e^-$　　　　　　　　⑥　$4OH^- \rightarrow 2H_2O + O_2 + 4e^-$

問 18　　気体 ｜ イ ｜ を実験室で発生させる方法はどれか。

① 塩化アンモニウムと水酸化カルシウムの混合物を加熱する。
② 炭酸カルシウムに希塩酸を加える。
③ 塩化ナトリウムに濃硫酸を加え，加熱する。
④ さらし粉に希塩酸を加える。
⑤ 亜鉛に硫酸を加える。
⑥ 過酸化水素水に酸化マンガン（IV）を加える。

問 19　　｜ エ ｜ と ｜ オ ｜ にあてはまる語句の正しい組合せはどれか。

	エ	オ
①	水素イオン	水酸化物イオン
②	水素イオン	塩化物イオン
③	水酸化物イオン	水素イオン
④	塩化物イオン	水素イオン
⑤	ナトリウムイオン	水酸化物イオン
⑥	ナトリウムイオン	塩化物イオン
⑦	水酸化物イオン	ナトリウムイオン
⑧	塩化物イオン	ナトリウムイオン

問 20, 21　　上述した方法により，5.00 A の一定電流を 38 分 36 秒間通電して塩化ナトリウム水溶液を電気分解した。ただし，発生した気体は水に溶けないものとする。

問 20　　陽極側で発生する気体 ｜ イ ｜ は標準状態で何 L か。最も近い値はどれか。

① 0.336　　② 0.672　　③ 1.34　　④ 1.85　　⑤ 2.02
⑥ 2.69　　⑦ 5.60　　⑧ 6.72　　⑨ 13.4　　⑩ 18.5

問 21　　この電気分解で理論的に得られる水酸化ナトリウムをすべて水に溶かして 100 mL とした。この水酸化ナトリウム水溶液を中和するのに必要な 1.00 mol / L の塩酸は何 mL か。最も近い値はどれか。

① 12.0　　② 24.0　　③ 36.0　　④ 48.0　　⑤ 60.0
⑥ 86.0　　⑦ 120　　⑧ 144　　⑨ 180　　⑩ 240

【Ⅳ】　　つぎの文章を読んで，以下の問いに答えよ。

　私たちの身の周りにある日用品や医薬品，食物の多くは炭素原子 C を骨格とした有機化合物からできている。この有機化合物は種類が多く，その分子構造も極めて多様である。有機化合物の性質や反応性を知るためには，その構造式を決定する必要がある。一般に，有機化合物の構造式は，まず分離，精製した純粋な試料を用いて，下の表のような分析方法でその成分元素の種類を調べることから始まる。

元素	操作	生成物	生成物の確認方法
炭素 (C)	完全燃焼する。	CO_2	石灰水に通じると ア する。
水素 (H)	完全燃焼する。	H_2O	塩化コバルト紙が イ する。
窒素 (N)	ウ を加えて加熱する。	NH_3	湿らせた赤色リトマス紙を近づけると青変する。
硫黄 (S)	単体のナトリウムを加えて加熱，融解する。	Na_2S	水に溶解し，酢酸で酸性にした後，酢酸鉛（Ⅱ）水溶液を加えると エ 色沈殿を生じる。

　成分元素が確認されたら，化合物を構成する元素の割合（組成式）を求める元素分析を行う。炭素 C，水素 H，酸素 O からなる有機化合物の組成式を決めるには，まず，純粋な試料の質量を正確に量り，乾燥酸素中で完全燃焼させる。このとき試料中の C は CO_2 に，H は H_2O になる。生成したこれらの気体を CO_2 吸収管および H_2O 吸収管に通し，各吸収管の質量の増加量を正確に測定する。なお，H_2O 吸収管には オ を用い，CO_2 吸収管の カ に配置する。組成式の決定後，分子量を測定して分子式を求める。続いて試料の物理的および化学的性質に基づいて構造式を決定する。たとえば，有機化合物の性質や反応性に関わる官能基や原子団の種類を実験で確かめる。

　炭素，水素および酸素からなる純粋な有機化合物 A 14.8 mg を上記の方法により完全燃焼させたところ，CO_2 が 35.2 mg，H_2O が 18.0 mg 生成した。その後，この有機化合物 A の分子量は 74 であること，また，有機化合物 A は不斉炭素原子をもち，一対の光学異性体の一方であることが別の実験により確認できた。

問 22　　ア ，イ ，ウ ，エ にあてはまる正しい組合せはどれか。

	ア	イ	ウ	エ		ア	イ	ウ	エ
①	黒変	青変	HCl	黒	⑥	白濁	青変	NaOH	黒
②	黒変	青変	NaOH	黄	⑦	白濁	青変	HCl	黄
③	黒変	赤変	HCl	黒	⑧	白濁	赤変	NaOH	黒
④	黒変	赤変	NaOH	黄	⑨	白濁	赤変	NaOH	黄
⑤	黒変	赤変	NaOH	黒	⑩	白濁	赤変	HCl	黒

問 23　　オ　と　カ　に当てはまる正しい組合せはどれか。

	オ	カ		オ	カ
①	塩化カルシウム	前	④	酸化銅（Ⅱ）	後
②	塩化カルシウム	後	⑤	ソーダ石灰	前
③	酸化銅（Ⅱ）	前	⑥	ソーダ石灰	後

問 24　有機化合物 A の構造異性体が持ちうる官能基の正しい組合せはどれか。

a　カルボキシ基　　　b　ヒドロキシ基　　　c　エーテル結合
d　アルデヒド基　　　e　カルボニル基

①　(a, b)　②　(a, c)　③　(a, d)　④　(a, e)　⑤　(b, c)
⑥　(b, d)　⑦　(b, e)　⑧　(c, d)　⑨　(c, e)　⑩　(d, e)

問 25　有機化合物 A の異性体は，A を含め何種類あるか。

①　3　②　4　③　5　④　6　⑤　7　⑥　8　⑦　9　⑧　10　⑨　12　⑩　14

問 26〜28　有機化合物に関する以下の問いに答えよ。

問 26　エタノールに関するつぎの記述のうち，正しいものの組合せはどれか。

a　エタノールを濃硫酸とともに約 130 ℃で加熱したときに生成する有機化合物は，エタノールと比べて沸点が高い。
b　エタノールを濃硫酸とともに約 170 ℃で加熱したときに生成する有機化合物は，水上置換で捕集する。
c　エタノールを酸化して得られた酸性の有機化合物は，炭酸水素塩との反応で二酸化炭素を発生する。
d　エタノールはヨードホルム反応で，白色沈殿を生成する。
e　エタノールは，エチレンの酸化により得られる。

①　(a, b)　②　(a, c)　③　(a, d)　④　(a, e)　⑤　(b, c)
⑥　(b, d)　⑦　(b, e)　⑧　(c, d)　⑨　(c, e)　⑩　(d, e)

問 27　フェノールとエタノールはどちらもヒドロキシ基を持つ有機化合物である。両者に共通の性質として正しい組合せはどれか。

a　ヒドロキシ基は親水基なので，ジエチルエーテルに溶けにくいが，水にはよく溶ける。
b　単体のナトリウムと反応して水素 H_2 を発生する。
c　無水酢酸と反応して，エステルを生成する。
d　塩化鉄（Ⅲ）水溶液を加えると，紫色を呈する。
e　水酸化ナトリウム水溶液との中和反応により塩を生成する。

①　(a, b)　②　(a, c)　③　(a, d)　④　(a, e)　⑤　(b, c)
⑥　(b, d)　⑦　(b, e)　⑧　(c, d)　⑨　(c, e)　⑩　(d, e)

問 28　サリチル酸とその関連化合物に関するつぎの記述のうち，正しいものの組合せはどれか。

a　サリチル酸を十分な量の水酸化ナトリウム水溶液に溶かすと，サリチル酸二ナトリウムが生成する。
b　サリチル酸メチルを炭酸水素ナトリウム水溶液に加えると，二酸化炭素を発生して溶ける。
c　サリチル酸に無水酢酸を作用させて得られる芳香族化合物は，解熱鎮痛薬として用いられる。
d　サリチル酸にメタノールと少量の濃硫酸を作用させると，アセチル化が起こる。
e　サリチル酸は，安息香酸ナトリウムに高温，高圧のもとで二酸化炭素を反応させることで得られる。

①　(a, b)　②　(a, c)　③　(a, d)　④　(a, e)　⑤　(b, c)
⑥　(b, d)　⑦　(b, e)　⑧　(c, d)　⑨　(c, e)　⑩　(d, e)

英 語

解答

29年度

第1問
〔解答〕
問1 ［1］②
　　 ［2］②
　　 ［3］②
　　 ［4］①
　　 ［5］①
問2 ［1］②
　　 ［2］③
問3 ③
問4 ［1］②
　　 ［2］④
　　 ［3］③
　　 ［4］②
　　 ［5］①
　　 ［6］③

〔出題者が求めたポイント〕
選択肢訳
問1 ［1］インターネット中毒は、アメリカでは臨床的障害と考えられているのに対し、中国ではそのように考えられていない。
　　 ［2］中国とアメリカのどちらの若者も、自分たちがコンピューターゲームを過度に使用していることを心配している。
　　 ［3］専門家は、ビデオゲームをする事が不健康であるとは見なしていない。なぜなら、それは若者の正常な発育とは何の関係もないからである。
　　 ［4］米国小児科医学会は、2歳までの子供は、他人と交流して時間を過ごすべきであると主張している。
　　 ［5］一日に何時間も携帯電話やタブレット、そしてコンピューターを使用することは、身体的健康に悪い影響を与える。
問2 ［1］hooked on ～「～に夢中である」
　　 ［2］focus on の目的語節を作り、is more important の主語になれるのは、関係代名詞の what
問3 only ＋ 数量 ＝ no more than ＋ 数量「たった～しか」。no less than ＋ 数量 ＝ as much(many) as ＋ 数量「～も」
問4 ［1］turn には「(予想外の)展開、変化」などの意味がある
　　 ［2］remain to be Vp.p. で「まだ～されていない」
　　 ［3］be plugged in「デジタルの世界にいる」。be turned out of ～「～から追い出される」
　　 ［4］fine「構わない、不都合はない」。off the screen「電子画面から離れる」
　　 ［5］adept at multitasking「マルチタスキング(複数の作業を同時にこなすこと)に熟達している」
　　 ［6］texting「携帯電話でメールを打つ事」。loom「(ぼんやりと)現れる」。epidemic 伝染病、流行

〔全訳〕
　中国の若者がコンピューターゲームを過度にしている状況は、気がかりな展開になりつつあるように見える。またこれは、子どもたちが一日の多くの時間を電子機器の画面に集中して過ごしているアメリカの親にも特に関係があるかも知れない。ドキュメンタリーの『Web Junkie』は、ビデオゲームにはまってしまい、しばしば食事、睡眠、そして風呂のための休憩すら取らず、一度に何十時間もやり続ける十代の若者に与える、その悲劇的な影響を強調している。多くの若者が、現実世界を偽のものと見なすようになっているのだ。
　中国の医師たちは、この現象を臨床的障害であると考え、リハビリ施設を設立した。そこでは、苦しむ若者たちが何カ月も閉じ込められ、ときには荒療治があり、すべての情報から完璧に隔離されるが、その効果が証明されるのはこれからだ。
　インターネット中毒は、ここアメリカではいまだに臨床診断とは見なされていないが、アメリカの若者たちは、専門家が正常な発育にとって健全だと考える一日の時間をはるかに超えてインターネットを使用し、現実の世界から疎外されている。そして、それはしばしば早い時期から始まるのであるが、身の回りの世界を観察し、世話をしてくれる人と交流しなければならない時期にある、まだ話せないよちよち歩きの幼児が、遊ぶために親の携帯電話やタブレットを手渡される。
　2歳までは、子どもたちはいかなる電子メディアにもさらされるべきではない、と米国小児科学会は主張する。なぜなら「子供の脳は、この重要な時期に急速に発達するからであり、子供たちは、画面ではなく自分の周りにいる人々と交流することによって、もっともよく学ぶからである」。すこし年上の子供や十代の若者たちは、一日にほんの1、2時間しか娯楽メディアで費やすべきではなく、好ましいのは、より質の高い内容のもので費やすべきだということだ。そして、より多くの自由時間を、屋外で遊び、読書し、趣味をし、「自由な遊びで想像力を使うこと」を学会は薦めている。
　テクノロジーは、人との交流の貧弱な代用品だ。ハーバード大付属の臨床精神科医であり、ベストセラー本『The Big Disconnect：デジタル時代に子供と家族関係を守る』の著者である Catherine Steiner-Adair 博士は次のように語る。「子供たちは、電子画面がなくとも、生活に不都合はないことを知らなくていけません。他人に好奇心を持ち、話の聞き方を学ぶことは、面白いことであり良いことです。それは子どもたちに、人生で成功するために決定的に重要な、社会的、感情的知性を教えてくれるのです」。
　電子機器の使用時間が長い子供たちは、複数の作業を同時にこなす能力がつくかも知れない。しかし彼らはより重要なことに集中する能力を失うことがあり得る。その能力とは、後の人生における多くの仕事や他の活動に

必要な、深い思考や問題解決能力にとって決定的に重要な能力特性なのだ。

Pew Research Center の Amanda Lenhart の、2012 年の研究によれば、メッセージのやりとりが、次世代の全国的流行として迫っており、ティーンエイジャーの半数が1日に50以上のメールを送っている。13歳から17歳は月平均 3,364 のメールを送っている。

身体的な問題もあり得る。子供たちは指と手首に痛めたり、目の血管狭窄になったり、携帯、タブレット、そしてコンピューターに向かって背を丸めることで、首と背中を痛めるかも知れない。

第2問
〔解答〕
問1　⑥
問2　④
問3　①
問4　⑤
問5　②
〔出題者が求めたポイント〕
設問訳
問1　A：私がすぐに返答をするには、あれは相当難しい質問だよ。
　　　B：時間をかけてやりなさい。急がなくていいよ。
問2　A：この列車はどこまで行きますか。
　　　B：仙台まで行きます。
問3　A：私は彼が言った通りにやって、失敗しました。
　　　B：他人を責めるべきではないよ。
問4　A：もっとわれわれの頭脳をしぼってみよう。
　　　B：ひとりで考えるより、二人で考えた方が良いし、そうすれば何か良い考えを思いつくかもしれないよ。
問5　A：最近なぜこんなに疲れを感じるのか分からないんだよ。
　　　B：医者に診てもらったら。

第3問
〔解答〕
問1　②
問2　②
問3　④
問4　③
問5　①
問6　③
問7　①
問8　①
問9　③
問10　④
〔出題者が求めたポイント〕
問1　remember to V は、これからやることを覚えている。remember Ving は、過去やったことを覚えている。ここでは、過去を表す yesterday がある

ので②が正解
問2　to V を否定するには否定語(not、never)を to の直前に置く
問3　used to 〜「よく〜したものだ」。be used to Ving「〜するのに慣れている」
問4　what you eat「食べるもの」
問5　③は、so high as to keep なら正解。④は、so high that it cannot keep なら正解
問6　the only person injured で「ケガした唯一の人」。being injured は、「ケガしつつある」となり不適
問7　show up「現れる」。as usual「いつもの通り」
問8　in case 〜「〜の場合に備えて」
問9　It being very cloudy「とても曇っていたが」。天気天候を表す It を主語にした分詞構文。①、②は、分詞構文の主語が We になるので不可。④は、文と文の間に接続詞の but があれば可
問10　without so much as Ving「〜さえしないで」

第4問
〔解答〕
問1　③-①
問2　①-⑧
問3　②-③
問4　⑦-①
問5　②-⑧
〔出題者が求めたポイント〕
正解の英文
問1　My husband does everything in the house but the laundry.
問2　This therapy must be of great value to gastric diseases.
問3　You can go anywhere you like as long as you return by the time we leave.
問4　We want these photographs to be seen by as many people as possible.
問5　Mary was wondering if she could make her friends believe what she had accomplished.

化　学

解答

29年度

Ⅰ

〔解答〕

問 1　②　　問 2　④　　問 3　①　　問 4　⑤
問 5　⑩　　問 6　③　　問 7　⑦

〔出題者が求めたポイント〕

原子の構造，同位体，電子殻，イオン化エネルギー，電子親和力，半減期

〔解答のプロセス〕

問 1
　陽子は正の電荷をもち，中性子は電荷をもたない。また，電子は負の電荷をもつ。
　電子の質量は，陽子や中性子に比べて非常に小さい（約 1/1840）。

問 2
　原子では，（原子番号）＝（陽子の数）＝（電子の数）の関係が成立する。
　質量数とは陽子の数と中性子の数の和である。
　（質量数）＝（陽子の数）＋（中性子の数）

問 3
　同位体の定義：原子番号（陽子の数）が等しいが中性子の数すなわち質量数が異なる原子どうしを，互いに同位体（アイソトープ）という。

問 4
　Cr^{3+} は三価の陽イオンなので電子を 3 個失っているので，Cr の電子の数は 21＋3＝24 個存在する。また，（質量数）＝（陽子の数（＝電子の数））＋（中性子の数）の関係から，中性子の数は 52－24＝28 個である。

問 5
　a（誤）電子は原子核に引きつけられているので，原子核から近いほどエネルギーの低い安定な状態になる。
　b（誤）Mg^{2+} は，ネオンと同じ電子配置をもつ。
　c（誤）希ガスの最外殻電子の数は，ヘリウムが 2，他が 8 である。しかし，希ガスの価電子は 0 である。
　d（正）電子殻に入ることのできる電子の最大数は，内側から n 番目の電子殻は $2n^2$ 個である。

問 6
　一般に，イオン化エネルギーの小さい原子ほど陽イオンになりやすいので，希ガスが高く，アルカリ金属が低い。よって，第 3 周期の第 1 イオン化エネルギーの値から a は塩素，c はナトリウム，d はアルゴンとわかる。一方，電子親和力は原子が電子 1 個を受けとって 1 価の陰イオンになるときに放出されるエネルギーであり，一般に，電子親和力の大きい原子ほど陰イオンになりやすい。また，希ガスは安定な閉殻構造をとっているので，希ガスの電子親和力はほぼ 0 である。

問 7
　^{14}C の 12.5％は，初めの濃度（初濃度）の 1/8 になっている。これは，半減期（約 5700 年）を 3 回繰り返したことを意味するので，5730×3＝17100（年）

Ⅱ

〔解答〕

問 8　⑥　　問 9　②　　問 10　⑤　　問 11　①
問 12　⑤　　問 13　⑦　　問 14　①

〔出題者が求めたポイント〕

モル計算，質量パーセント濃度（％），モル濃度と pH

〔解答のプロセス〕

問 8
　CO_2 1 mol あたり O 原子 2 mol が含まれるので，
$$\frac{66.0}{44} \times 2 \times 6.02 \times 10^{23} = 1.806 \times 10^{24}$$
$$\fallingdotseq 1.81 \times 10^{24}（個）$$

問 9，10
　安息香酸 C_6H_5COOH の燃焼反応は次のようになる。
$$2C_6H_5COOH + 15O_2 \longrightarrow 14CO_2 + 6H_2O$$
　反応式の係数から，物質量の比 $C_6H_5COOH : CO_2 = 2 : 14$ で反応するので，求める安息香酸 C_6H_5COOH（122）の質量は，
$$\frac{78.4}{22.4} \times \frac{2}{14} \times 122 = 61（g）$$

問 11
　質量パーセント濃度（％）の定義は，
$$\frac{溶質の質量（g）}{溶液の質量（g）} \times 100$$
$$= \frac{溶質の質量（g）}{溶質の質量（g）＋溶媒の質量（g）} \times 100（\%）$$

問 12
　濃硫酸 1 L について計算すると，
　1 L ＝ 1000 mL より，その質量は，
$$1000 \times 1.85 = 1850（g）$$
　質量 1850（g）の 98％が硫酸 H_2SO_4 の質量で，H_2SO_4（＝98）物質量は，
$$1850 \times \frac{98}{100} \times \frac{1}{98} = 18.5（mol）$$
　濃硫酸 1 L について計算したので，モル濃度は，
　18.5（mol/L）

問 13
　a（誤）

	酸性	中性	塩基性
pH	$0 \sim 6$	7	$8 \sim 14$
$[H^+]$	$10^0(=1) \sim 10^{-6}$	10^{-7}	$10^{-8} \sim 10^{-14}$
$[OH^-]$	$10^{-14} \sim 10^{-8}$	10^{-7}	$10^{-6} \sim 10^0(=1)$

　上の表からもわかるように，pH が 1 大きくなれば，$[H^+]$ は 1/10 倍になる。
　b（正）弱酸，弱塩基あっても過不足なく中和したとき

は完全に電離している。よって中和する酸，塩
基の物質量は，酸，塩基の強弱(電離度の大小)
には無関係である。

c(誤)pHの定義式：$pH = -\log_{10}[H^+]$ または，$[H^+]$
$= 10^{-pH}$

d(誤)塩酸をいくら水で薄めても，塩基性にならない
で，中性(pH7)に限りなく近づく。よって，pH5
の塩酸を水で1000倍に希釈してもpHは8になら
ない。

e(正)酸・塩基の電離度は，物質の種類や溶液の温度，
濃度によって変わる。弱酸，弱塩基は，温度が
一定ならば，濃くなるほど電離度は小さくなる。

問14
塩化水素の物質量を n(mol)とおくと，気体の状態方
程式($PV = nRT$)より
$$4.98 \times 10^5 \times 2.50 = n \times 8.30 \times 10^3 \times 300$$
$$n = 0.500\text{(mol)}$$
HClは強酸なので，完全に電離するから，
$$[H^+] = 0.500 = 5.000 \times 10^{-1}\text{(mol/L)}$$
$$pH = -\log_{10}[H^+] = -\log_{10}(5.0 \times 10^{-1})$$
$$= 1 - \log_{10}5 = 1 - 0.700 = 0.300$$

III

〔解答〕

問15 ⑩　　問16 ⑤　　問17 ①　　問18 ④
問19 ⑦　　問20 ③　　問21 ⑦

〔出題者が求めたポイント〕
陽イオン交換膜法

〔解答のプロセス〕
問15，16，17，19
塩化ナトリウム水溶液の電気分解は，
陽極：$2Cl^- \longrightarrow 2e^- + Cl_2$
陰極：$2H_2O + 2e^- \longrightarrow H_2 + 2OH^-$

問18
①　$2NH_4Cl + Ca(OH)_2 \longrightarrow 2NH_3 + 2H_2O + CaCl_2$
②　$CaCO_3 + 2HCl \longrightarrow CaCl_2 + H_2O + CO_2$
③　$NaCl + H_2SO_4 \longrightarrow NaHSO_4 + HCl$
④　$CaCl(OCl) \cdot H_2O + 2HCl \longrightarrow CaCl_2 + 2H_2O + Cl_2$
⑤　$Zn + H_2SO_4 \longrightarrow ZnSO_4 + H_2$
⑥　$2H_2O_2 \longrightarrow 2H_2O + O_2$ （触媒：MnO_2）
よって，気体塩素を発生させる方法は④である。

問20
陽極：$2Cl^- \longrightarrow 2e^- + Cl_2$ より，
電気量(C) = 電流(A) × 時間(秒)より流れた電気量
は，
$$5.00 \times (38 \times 60 + 36) = 11580\ C$$
流れた電子e^-の物質量は，$\dfrac{11580}{9.65 \times 10^4} = 0.12\text{(mol)}$
陽極側で発生した塩素Cl_2の物質量は，陽極の式から
2 mol の電子が流れると 1 mol(= 22.4 L)の塩素Cl_2
が発生するので，$0.12 \times \dfrac{1}{2} \times 22.4 = 1.344 \fallingdotseq 1.34$(L)

問21
陽極と陰極の反応式を1つにまとめ，両辺に$2Na^+$を
加えると，
$$2NaCl + 2H_2O \xrightarrow{2e^-} 2NaOH + H_2 + Cl_2$$
2 mol の電子が流れると 2 mol の NaOH が生成するの
で，電気分解で得られた水酸化ナトリウムの物質量は，
$0.12 \times \dfrac{2}{2} = 0.12$(mol)である。ちょうど中和するのに
必要な 1.00 mol/L の塩酸をx(mL)とすると，(酸から
生じるH^+の物質量) = (塩基が生じるOH^-の物質量)
より，
$$0.12 = 1.00 \times \frac{x}{1000} \quad x = 120\text{(mL)}$$

IV

〔解答〕

問22 ⑧　　問23 ①　　問24 ⑤　　問25 ⑥
問26 ⑤　　問27 ⑤　　問28 ②

〔出題者が求めたポイント〕
成分元素の検出，元素分析，$C_4H_{10}O$ の異性体，エタノ
ール，サリチル酸

〔解答のプロセス〕
問22
ア　CO_2 の確認：試験管から出る気体を石灰水に通
すと白濁する。
イ　H_2O の確認：塩化コバルト $CoCl_2$(II)の無水物は
青色であるが，水を吸収すると淡赤色の塩化コバル
ト(II)六水和物 $CoCl_2 \cdot 6H_2O$ になる。
ウ　試料に水酸化ナトリウム NaOH を加えて加熱す
ると，成分元素の窒素(N)は NH_3 になる。
エ　S^{2-} の確認：酢酸鉛(II)($CH_3COO)_2Pb$ を加える
と，硫化鉛(II)PbS の黒色沈殿を生じる。

問23
下の図のように，ソーダ石灰は水を吸収するため，塩
化カルシウムの後につなぐ。

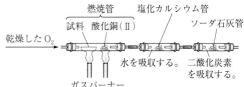

問24
$$C : 35.2 \times \frac{12}{44} = 9.6\ mg$$
$$H : 18.0 \times \frac{2}{18} = 2.0\ mg$$
$$O : 14.8 - (9.6 + 2.0) = 3.2\ mg$$
$$C : H : O = \frac{9.6}{12} : 2.0 : \frac{3.2}{16} = 4 : 10 : 1$$
よって，組成式は $C_4H_{10}O$(式量74)
$(C_4H_{10}O)_n = 74$ より，$n = 1$
よって，組成式は $C_4H_{10}O$

問 25

$C_4H_{10}O$ の構造異性体は合計 7 種類でアルコールが 4 種類,エーテルが 3 種類ある。

（ⅰ）アルコール

① C-C-C-C-OH

② C-C-C*-C
　　　　｜
　　　　OH

③ C-C-C-OH
　　　｜
　　　C

④ 　　OH
　　　｜
　C-C-C
　　｜
　　C

（ⅱ）エーテル

④ C-C-C-O-C

⑤ C-C-O-C-C

⑥ C-C-O-C
　　　｜
　　　C

②は不斉炭素原子 C* があるので光学異性体をもつ。よって,$C_4H_{10}O$ の異性体は合計 8 種類ある。

問 26

a（誤）エタノールと濃硫酸とともに約 130℃で加熱すると,ジエチルエーテルが生成する。

ジエチルエーテル（bp＝約 34.5℃）はエタノール（bp＝約 78℃）より沸点が低い。

b（正）エタノールを濃硫酸とともに約 170℃で加熱すると,エチレン（エテン）が生成する。炭化水素の気体は水に溶けにくいので,水上置換で捕集する。

c（正）エタノールを酸化すると酢酸が得られる。酢酸（カルボン酸）は炭酸よりも強い酸なので $NaHCO_3$ 水溶液と反応して二酸化炭素を生じる。

$CH_3COOH + NaHCO_3$
$\longrightarrow CH_3COONa + H_2O + CO_2$

d（誤）エタノールはヨードホルム反応を示し,特有のにおいをもったヨードホルム CHI_3 の黄色結晶が生成する。

e（誤）エチレンを酸化するとアセトアルデヒドが得られる。（アセトアルデヒドの工業的製法）

$2CH_2=CH_2 + O_2 \xrightarrow{PdCl_2,\ CuCl_2} 2CH_3CHO$
（触媒：塩化パラジウム $PdCl_2$ および塩化銅（Ⅱ）$CuCl_2$）

問 27

a（誤）フェノール,エタノールは両者ともにジエチルエーテルにも水にも溶ける。

b（誤）フェノールの呈色反応である。

e（誤）エタノール（中性）とは異なるフェノールは酸性を示すので,水酸化ナトリウムと中和反応する。

問 28

a（正）サリチル酸と水酸化ナトリウム水溶液との反応では中和反応をして,まず初めにサリチル酸ナトリウムが生成し,その後さらに中和されてサリチル酸二ナトリウムが生成する。

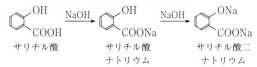

サリチル酸　　　　サリチル酸　　　　サリチル酸二
　　　　　　　　　ナトリウム　　　　ナトリウム

b（誤）サリチル酸メチルはカルボキシ基をもたないため,炭酸水素ナトリウム水溶液とは反応しない。

c（正）アスピリンの製法である。

d（誤）サリチル酸メチルの製法でアセチル化ではなくエステル化である。

e（誤）サリチル酸の製法は,安息香酸ナトリウムではなくナトリウムフェノキシドに高温・高圧で CO_2 を反応させた後,酸で処理すると得られる。

平成28年度

問　題　と　解　説

英　語

問題

28年度

第1問　次の英文を読み、問い（問1〜5）の答えとして最も適当なものを
それぞれ①〜④の中から一つ選び、その番号をマークせよ。

People exercise in different ways.　Many buy a membership to a health club and lift weights or dance.　Others will ride bicycles or pay to go swimming at a nearby pool.　However, one of the best ways to exercise is also the simplest and the cheapest.　You do not need any kind of special clothing, and it does not cost any money.　Just go out for a walk.　Walking is wonderful exercise for several reasons.　Studies show that it helps you lose weight, strengthens your heart, increases your energy, and (1)decreases your risk of getting many different kinds of diseases.

　Perhaps the best advantage of walking is that it burns fat without making your body work too hard.　Exercises such as running and playing basketball also burn fat but use too much energy.　If your heart is pumping too fast, you cannot burn much fat, and therefore, you will not lose weight.

　Another advantage of walking is that it makes your heart stronger.　A stronger heart can pump more blood with less effort, reducing the risk of a heart attack or heart disease.　One study showed that walking for only half an hour (2)per day reduced the risk of heart disease in women by more than a third.　Walking helps guard not only against heart disease, but also against weak bones, a sore back, and several other kinds of serious illnesses.

　Still another advantage of walking is that it gives you more energy. When you have more energy, you feel happier, and you can work and sleep better.

　Doctors say that any type of walking will improve your health, but the best way is to walk for thirty minutes a day, five days per week.　You should be able to talk comfortably with another person (　ア　) you are walking.　If it seems too easy, walk faster, but if you feel like you are out of breath, slow down.　Walking does not have to seem like work. (3)Make it fun.　Take your dog with you, or invite a friend or two to come along.　Some people can get all the walking they need simply by climbing the stairs (　イ　) using an elevator.　At night, take a walk (　ウ　) watching TV or using the computer.

Don't feel like you have to go to a health club to stay in shape.　Just get off your chair, put one foot in front of the other, and start walking.

問 1　下線部(1)、(2)の意味に最も近いものを一つ選べ。

[1]　下線部(1)　　1
　　① diminishes　② esteems　③ reassures　④ sustains

[2]　下線部(2)　　2
　　① each　② equal　③ onward　④ preceding

問 2　下線部(3)を実践するための具体例として本文で挙げられているものを一つ選べ。　3

　　① eating with your friends　② listening to music
　　③ taking a pet with you　④ working hard

問 3　本文中の空欄(ア)〜(ウ)に入るものとして最も適当なものを一つ選べ。ただし空欄(イ)と(ウ)には同じものが入る。

[1]　空欄(ア)　　4
　　① despite　② nevertheless　③ unless　④ while

[2]　空欄(イ)、(ウ)　　5
　　① according to　② by way of　③ instead of　④ no better than

問 4　本文は主に何について書かれているか。最も適当なものを一つ選べ。　6

　　① A health club　② Keeping fit
　　③ Heart attack　④ Walking ability

問 5 次の[1]〜[7]の文の内容が本文の内容と一致する場合は①を、一致しない場合は②をそれぞれマークせよ。

[1] ⬚7⬚
Walking is desirable because it is safe for the environment.

[2] ⬚8⬚
Playing basketball burns fat without making your body work too hard.

[3] ⬚9⬚
According to a study, walking for thirty minutes a day reduces the risk of heart disease in women.

[4] ⬚10⬚
Walking helps you have a sore back.

[5] ⬚11⬚
Walking gives you more energy, which enables you to sleep better.

[6] ⬚12⬚
Doctors say you should walk for half an hour before you play sports.

[7] ⬚13⬚
You don't have to buy a membership to a health club to stay in shape.

第 2 問 次の問い（問 1〜5）の b)の文の内容が a)の文とほぼ同じになるように、b)のカッコ内の①〜④の中から最も適当なものを一つ選べ。

問 1 ⬚14⬚
a) She tried to get to the scene of the accident as fast as possible.
b) She tried to get to the scene of the accident as fast as she (① can ② could ③ should ④ would).

問 2 ⬚15⬚
a) Do you mind if I sit next to you?
b) Do you mind if I sit (① behind ② beside ③ in front of ④ on) you?

問 3 | 16 |

 a) The older generation is bewildered by the behavior of young peo-
  ple.

 b) The older generation is (① delighted   ② disappointed
  ③ irritated   ④ perplexed) by the behavior of young people.

問 4 | 17 |

 a) Mary sewed up the tear in her son's pants.

 b) Mary (① finished   ② made   ③ mended   ④ opened) the tear
  in her son's pants.

問 5 | 18 |

 a) The heat from outside is transmitted through the windowpane.

 b) The heat from outside (① comes in   ② goes out   ③ is blocked
  ④ is stored) through the windowpane.

第 3 問   次の問い (問 1～10) の英文中の空欄(| 19 |)～(| 28 |)に入る最も適当な語句を①～④の中から一つ選べ。

問 1   The medicine I took is starting to take (| 19 |).   I feel a little
  better already.
  ① ability   ② cause   ③ effect   ④ handle

問 2   I have to make up (| 20 |) the time I've wasted.
  ① for   ② from   ③ in   ④ on

問 3   Computers have brought (| 21 |) many changes in our society.
  ① about   ② along   ③ into   ④ up

問 4   The chair (| 22 |) the girl was sitting was made of marble.
  ① for which   ② in which   ③ on which   ④ with which

問 5   I don't believe that his opinion is much different from (| 23 |).
  ① their   ② theirs   ③ them   ④ themselves

問 6 Children are to be taught (☐24☐) lies.
①　not tell　②　not telling　③　not to tell　④　to not tell

問 7 Had it not (☐25☐) for your assistance, I could not have completed it.
①　been　②　gained　③　had　④　happened

問 8 The businessman regrets (☐26☐) harder in school.
①　not having studied　②　not studied
③　not to studying　④　to have not studied

問 9 People without a dream in life are as (☐27☐) as dead.
①　any　②　far　③　good　④　much

問 10 As the teacher noticed that I was discouraged by making repeated mistakes, he patted me kindly (☐28☐) the shoulder.
①　at　②　by　③　in　④　on

第4問　次の問い（問 1〜5）の日本語の文の意味に合うように[　　　]内の語句を並びかえて意味の通る英文を作り、空欄(☐29☐)〜(☐38☐)に入る語句を一つ選べ。（選択肢は、文頭に来る文字も小文字で表記してある。）

問 1 仙台に滞在中はいろいろお世話になり、ありがとうございました。
Thank you (　　　)(　　　)(☐29☐)(　　　)(☐30☐)(　　　)(　　　) in Sendai.
[①　did　②　during　③　everything　④　for　⑤　for me　⑥　my stay　⑦　you]

問 2 努力することほど人生において重要なことはない。
Nothing (　　　)(　　　)(☐31☐)(　　　)(☐32☐)(　　　)(　　　) life.
[①　an effort　②　important　③　in　④　is　⑤　making　⑥　more　⑦　than]

問 3 私に関して言えば、プロジェクトの成功は間違いありません。
As far (　　　)(　　　)(33),(　　　)(34)(　　　)
(　　　)(　　　).
[① am concerned　② as　③ I　④ no doubt　⑤ that
⑥ the project　⑦ there is　⑧ will succeed]

問 4 最初から多少の戸惑いを感じずに、新しい文化に適応する人はほとんどいない。
(35)(　　　)(　　　)(　　　)(　　　)(　　　)(36)
(　　　) some disorientation at first.
[① a　② adapt　③ culture　④ feeling　⑤ few people
⑥ new　⑦ to　⑧ without]

問 5 その新しい技術は、私たちがかつてないほどの豊かな富を獲得することを可能にしている。
The new technology (　　　)(　　　)(37)(　　　)(38)
(　　　)(　　　) ever before.
[① for us　② has made　③ it　④ more wealth
⑤ possible　⑥ than　⑦ to acquire]

化　学

問題

28年度

必要ならば，つぎの数値を用いなさい。

原子量：H = 1，C = 12，N = 14，O = 16，Ne = 20，Na = 23，Cl = 35.5，Ca = 40

気体定数：$R = 8.31 \times 10^3$ Pa·L/(K·mol)

0 ℃の絶対温度 = 273 K

【 I 】　以下の問いに答えよ。

問 1　ダイヤモンドとフラーレン C_{60} は互いにどのような関係にあるか。最も適切なものはどれか。

① 同族体　　　② 同位体　　　③ 構造異性体　　④ 幾何異性体
⑤ 同素体

問 2　光通信用ケーブルや胃カメラの内視鏡に広く利用されている光ファイバーの無機材料はどれか。

① ダイヤモンド　　　② セッコウ　　　　③ ミョウバン
④ ジュラルミン　　　⑤ シリカガラス（石英ガラス）
⑥ ステンレス鋼

問 3　標準状態における密度が最も大きい気体はどれか。

① ネオン Ne　　　② 水素 H_2　　③ 窒素 N_2　　　④ 酸素 O_2
⑤ 一酸化炭素 CO　⑥ メタン CH_4

問 4　価電子の数が 5 個である原子はどれか。

① リチウム　　② ベリリウム　　③ ホウ素　　　④ 窒素
⑤ 酸素　　　　⑥ フッ素　　　　⑦ ケイ素　　　⑧ ヨウ素

問 5　オキソニウムイオン H_3O^+ に，共有電子対と非共有電子対はそれぞれ何組含まれるか。正しい組合せはどれか。

	共有電子対	非共有電子対
①	2 組	1 組
②	2 組	2 組
③	2 組	3 組
④	3 組	1 組
⑤	3 組	2 組
⑥	3 組	3 組
⑦	4 組	1 組
⑧	4 組	2 組
⑨	4 組	3 組

問 6　6.0 mol/L 水酸化ナトリウム水溶液の質量パーセント濃度は何％か。最も近い値はどれか。ただし，6.0 mol/L 水酸化ナトリウム水溶液の密度は 1.2 g/cm³ とする。

① 0.80　② 1.2　③ 2.0　④ 5.0　⑤ 8.0
⑥ 12　⑦ 20　⑧ 24　⑨ 40　⑩ 48

問 7　つぎの塩のうち，水溶液が塩基性を示すものの正しい組合せはどれか。

a　$CuCl_2$
b　KNO_3
c　NH_4NO_3
d　Na_2CO_3
e　$(CH_3COO)_2Ca$

① (a, b)　② (a, c)　③ (a, d)　④ (a, e)　⑤ (b, c)
⑥ (b, d)　⑦ (b, e)　⑧ (c, d)　⑨ (c, e)　⑩ (d, e)

【Ⅱ】　炭酸カルシウム $CaCO_3$ 20 g に塩酸を少しずつ加えると気体 A が発生し，気体 A が発生しなくなるまでに要した塩酸は 0.20 L であった。以下の問いに答えよ。ただし，炭酸カルシウムと塩酸は過不足なく反応したものとする。また，気体 A は理想気体とし，水への溶解は無視できるものとする。

問 8　気体 A はどれか。ただし，水蒸気は除くものとする。

① 水素　H_2　　② 塩素　Cl_2　　③ 塩化水素　HCl　　④ 酸素　O_2
⑤ オゾン　O_3　　⑥ 一酸化炭素　CO　　⑦ 二酸化炭素　CO_2

問 9　加えた塩酸のモル濃度は何 mol/L か。最も近い値はどれか。

① 0.20　　② 0.40　　③ 0.80　　④ 1.0　　⑤ 1.5
⑥ 2.0　　⑦ 4.0　　⑧ 6.0　　⑨ 8.0　　⑩ 12

問 10　発生した気体 A が標準状態で占める体積は何 L か。最も近い値はどれか。

① 0.18　　② 0.45　　③ 0.90　　④ 1.8　　⑤ 4.5
⑥ 9.0　　⑦ 18　　⑧ 45　　⑨ 72　　⑩ 90

問 11　発生した気体 A が 100 ℃ で占める体積は，10 ℃ で占める体積の何倍か。最も近い値はどれか。ただし，圧力は 1.013×10^5 Pa とする。

① 0.10　　② 0.76　　③ 1.3　　④ 2.7　　⑤ 4.5
⑥ 9.0　　⑦ 10　　⑧ 13　　⑨ 45　　⑩ 90

問 12　反応終了後の水溶液に水を加え，27 ℃ において 3.0 L とした。この水溶液の 27 ℃ における浸透圧は何 Pa か。最も近い値はどれか。ただし，水溶液に含まれる電解質は完全に電離しているものとする。

① 1.0×10^5　② 1.5×10^5　③ 2.5×10^5　④ 3.3×10^5　⑤ 5.0×10^5
⑥ 7.5×10^5　⑦ 1.0×10^6　⑧ 1.5×10^6　⑨ 2.5×10^6　⑩ 3.3×10^6

問 13　27 °C において，問 12 の水溶液と同じ浸透圧を示す塩化ナトリウム水溶液のモル濃度は何 mol/L か。最も近い値はどれか。ただし，塩化ナトリウムは水溶液中で完全に電離するものとする。

① 0.10　　② 0.15　　③ 0.20　　④ 0.30　　⑤ 0.40
⑥ 0.60　　⑦ 0.80　　⑧ 1.0　　⑨ 1.2　　⑩ 1.5

【Ⅲ】　つぎの文章を読んで，以下の問いに答えよ。

　化学反応は一般にエネルギーの出入りを伴う。化学反応が起きるとき，反応物中の特定の化学結合が切れ，新たな化学結合が生じて生成物ができる。したがって，反応物と生成物のそれぞれの化学結合のエネルギー差の分だけ，エネルギーが出入りする。このエネルギー差を反応熱という。一方，多くの化学反応では，反応が起こるために各反応に応じた一定のエネルギーが必要である。これを活性化エネルギーという。活性化エネルギーの大きさは反応の種類によって異なる。また，活性化エネルギーを変化させて，反応経路を変えるはたらきをする物質を触媒という。

　20 世紀初頭，　ア　　により見出されたアンモニア合成は，　イ　　の原理を化学工業に応用したものとして知られている。窒素 N_2 と水素 H_2 からアンモニア NH_3 を合成する（1 式）の正反応では，四酸化三鉄 Fe_3O_4 を基本として酸化アルミニウム Al_2O_3 と酸化カリウム K_2O を加えたものが触媒として用いられている。なお，25 ℃，1.013×10^5 Pa における熱化学方程式は（2 式）で表される。

　　　N_2 ＋ $3H_2$ ⇄ $2NH_3$・・・・・・・・・・・・・・・・・（1式）

　　　N_2（気）＋ $3H_2$（気）＝ $2NH_3$（気）＋　ウ　 kJ ・・・（2式）

　下図の曲線 S（実線）は下線部の触媒を用いないで，ある温度・圧力で窒素 N_2 と水素 H_2 を反応させたときの時間経過と生成するアンモニア NH_3 の体積百分率（%）の関係を示したものである。曲線 S の反応条件に対して，反応温度のみを上げたときは曲線　エ　，下げたときは曲線　オ　となることが予想される。一方，圧力のみを上げたときは曲線　カ　，下げたときは曲線　キ　となることが予想される。また，曲線 S と同じ反応条件下（温度と圧力）で下線部の触媒を用いたときは曲線　ク　となる。

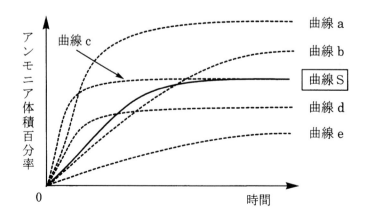

問 14　　ア　　にあてはまる最も適切な人名はどれか。

問 15　　イ　　にあてはまる最も適切な人名はどれか。

【問 14, 15 の解答群】

① シャルル　　　　　② ヘス　　　　　　　③ オストワルト
④ ソルベー　　　　　⑤ ハーバーとボッシュ　⑥ ファラデー
⑦ ファントホッフ　　⑧ ヘンリー　　　　　⑨ ルシャトリエ

問 16　　（2 式）中の　　ウ　　にあてはまる数値はいくらか。最も近い値はど
　　　　れか。ただし，25 °C, 1.013×10^5 Pa における H−H，N−H（NH_3）およ
　　　　び N≡N の結合エネルギーはそれぞれ 436 kJ/mol，391 kJ/mol および
　　　　945 kJ/mol とする。

① −208　　　　② −186　　　　③ −93.0　　　　④ −46.5
⑤ 46.5　　　　⑥ 93.0　　　　⑦ 186　　　　⑧ 208

問 17　　図中の曲線 a～e のうち，　　エ　　および　　オ　　にあてはまる曲線と
　　　　して正しい組合せはどれか。

	エ	オ
①	a	b
②	a	e
③	b	c
④	b	e
⑤	c	a
⑥	c	d
⑦	d	b
⑧	d	c
⑨	e	a
⑩	e	d

問 18　図中の曲線 a〜e のうち，　カ　　および　　キ　　にあてはまる曲線として正しい組合せはどれか。

	カ	キ
①	a	b
②	a	e
③	b	c
④	b	e
⑤	c	a
⑥	c	d
⑦	d	b
⑧	d	c
⑨	e	a
⑩	e	d

問 19　図中の曲線 a〜e のうち，　　ク　　にあてはまる曲線はどれか。

①　a　　　　　②　b　　　　　③　c　　　　　④　d　　　　　⑤　e

問 20　下線部の触媒に関するつぎの記述のうち，正しいものはどれか。

a　この触媒を用いても反応の平衡定数は変化しない。
b　この触媒を用いると（1）式の正反応の反応速度は大きくなるが，逆反応の反応速度は小さくなる。
c　この触媒は均一系触媒である。

①　a のみ　　　②　b のみ　　　③　c のみ　　　④　a と b のみ
⑤　a と c のみ　　⑥　b と c のみ　　⑦　a と b と c

問 21　（1 式）のアンモニア合成における反応の進行とエネルギー変化について，正しいものはどれか。

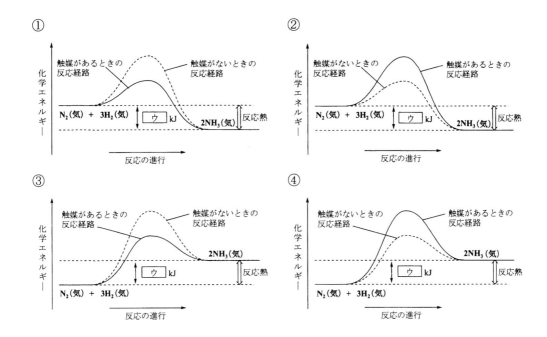

【IV】　　下の図はアセチレンから 2 種の化合物 A および B を合成する過程を示したものである。以下の問いに答えよ。なお，化合物 A～H はいずれも有機化合物である。

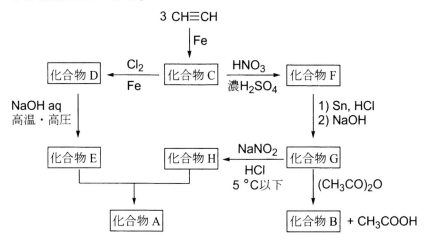

問 22　　化合物 E の水溶液に，二酸化炭素を十分に通じて得られる有機化合物の性質として最も適切なものはどれか。

問 23　　化合物 F の性質として最も適切なものはどれか。

問 24　　化合物 G の性質として最も適切なものはどれか。

【問 22～24 の解答群】

①　塩化鉄（Ⅲ）水溶液で紫色に呈色する。
②　特有の芳香をもつ中性の無色～淡黄色の液体である。
③　付加反応により，臭素水を脱色する。
④　さらし粉水溶液により酸化され，赤紫色を呈する。
⑤　結晶性の固体で爆発性を有する。
⑥　ヨードホルム反応を示す。
⑦　特異臭をもち昇華性のある無色板状の結晶である。

問 25　化合物 A に関連するつぎの記述のうち，正しいものの組合せはどれか。

a　化合物 A はアルコールと反応してエステルをつくる。
b　化合物 A は酸無水物と反応してエステルをつくる。
c　化合物 E と化合物 H から化合物 A を合成する反応は，脱水反応である。
d　化合物 A は 2 個のベンゼン環を含む芳香族化合物であり，赤橙色を示す。
e　化合物 A と化合物 E を縮合させて得られる化合物は，合成洗剤の原料になる。

① 　(a, b)　　② 　(a, c)　　③ 　(a, d)　　④ 　(a, e)　　⑤ 　(b, c)
⑥ 　(b, d)　　⑦ 　(b, e)　　⑧ 　(c, d)　　⑨ 　(c, e)　　⑩ 　(d, e)

問 26　化合物 B に関する記述として最も適切なものはどれか。

① 　ペットボトルの原料として用いられる。
② 　かつて解熱剤として用いられたが，現在は使用されていない。
③ 　消炎鎮痛剤として用いられる。
④ 　防腐剤の原料として用いられる。
⑤ 　殺菌消毒剤や殺虫剤に用いられる。

問 27　化合物 G を化合物 H に変換する際，化合物 G を必要量の塩酸に溶かした後，使用すべき亜硝酸ナトリウムの量を間違えて必要量の半分しか加えなかった。その後，生成した化合物 H を完全に加水分解するために，この混合物に水を加え希釈し，温度を室温に上げたところ，2 種の有機化合物を含む溶液が得られた。その後，以下の分離操作を行った。

　　分離操作
　この溶液を希塩酸で希釈した後，分液漏斗に移し，ジエチルエーテル（エーテル）を加えてよく振り，エーテル層と水層に分けた。

　エーテル層と水層に主として含まれる有機化合物の組合せとして，正しいものはどれか。ただし，使用した亜硝酸ナトリウムは，すべて化合物 G から化合物 H への変換に使われた。

	エーテル層	水層
①	サリチル酸	化合物 G
②	安息香酸	化合物 G
③	フェノール	化合物 G
④	サリチル酸	化合物 G の塩酸塩
⑤	安息香酸	化合物 G の塩酸塩
⑥	フェノール	化合物 G の塩酸塩
⑦	サリチル酸＋化合物 G	有機化合物は含まない
⑧	安息香酸＋化合物 G	有機化合物は含まない
⑨	フェノール＋化合物 G	有機化合物は含まない

英　語

解答　28年度

第1問

〔解答〕

問1　[1] ①　[2] ①

問2　③

問3　[1] ④　[2] ③

問4　②

問5　[1] ②　[2] ②　[3] ①　[4] ②　[5] ①　[6] ②
　　　[7] ①

〔出題者が求めたポイント〕

〔解説〕

問1　[1] decrease 〜「〜を減らす」。diminish 〜「〜
　　　を減らす」。esteem 〜「〜を尊重する」。reassure
　　　〜「〜を安心させる」。sustain 〜「〜を持続する」
　　　[2] per 〜「〜につき」。each 〜「ひとつひとつの〜」。
　　　equal「同等の」。onward「前方へ」。preceding「先
　　　行する」

問2　① 友人と食事する
　　　② 音楽を聞く
　　　③ ペットを連れて行く
　　　④ 頑張って運動する

問3　[1] 空欄(ア)の左右には文章があるので、ここに
　　　入るのは接続詞。①は前置詞、②は副詞なので不可。
　　　文脈から、while が正解。while you are walking
　　　で「歩きながら」
　　　[2] 空欄(イ) (ウ)ともに、「〜の代わりに」の意味が
　　　入るので、instead of が正解。according to 〜「〜
　　　によれば」。by way of 〜「〜経由で」。no better
　　　than 〜「〜も同然」

問4　「歩くこと」の健康に与える利益が文章のテーマ
　　　なので、Keeping fit「健康を保つ」が正解

問5　[1] 環境にとって安全なので、歩くことは好まし
　　　い。
　　　[2] バスケットボールは、体を酷使することなく脂肪
　　　を燃やす。
　　　[3] ある研究によれば、1日30分歩くことは女性の
　　　心臓病リスクを減らす。(3パラ第3文に一致)
　　　[4] 歩くことで背中痛になることがある。
　　　[5] 歩くことでエネルギーが増え、よく眠れるように
　　　なる。(4パラに一致)
　　　[6] スポーツをする前に30分歩くべきだと医者は言
　　　う。
　　　[7] 体調を保つためにヘルスクラブの会員権を買う必
　　　要はない。(「6パラ第1文に一致)

〔全訳〕

　人は様々な方法で運動する。多くの人はヘルスクラブ
の会員権を買い、バーベルを上げたり踊ったりする。他
の人は自転車に乗り、近くのプールで泳ぐために金を払
う。しかし、運動をする最善の方法の一つもまた、最も
単純で最も安いものである。特別な服もいらず、一銭も

かからない。単に散歩に出かけるだけだ。いくつかの理
由で、歩くことは素晴らしい運動なのだ。研究によれば、
歩くことで体重が減り、心臓が強くなり、エネルギーが
増え、様々な種類の病気になるリスクが減る。

　おそらく、歩くことの最大の利益は、体に過剰な負担
をかけることなく、脂肪を燃やすことだ。ランニングや
バスケットボールもまた、脂肪を燃やしはするが、エネ
ルギーを使いすぎる。もしもあなたの心臓の拍動が速す
ぎると、脂肪を十分燃やすことができないので、体重は
減らないだろう。

　歩くことの今一つの利点は心臓を強化するということ
だ。強い心臓は、少ない努力でより多くの血液を拍出す
ることができ、心臓発作や心臓病のリスクを減らす。あ
る研究によると、一日たった30分歩くだけで、女性の
心臓病のリスクは3分の1以上減った。歩くことは、心
臓病に対してだけでなく、骨の劣化や背中痛、その他
様々な重大な病気に対しても、予防策として役立つ。

　歩行のさらなる利点は、より多くのエネルギーを与え
てくれることだ。あなたがより多くのエネルギーを持て
ば、あなたはより幸せを感じ、より良く仕事ができ、よ
り良く眠れる。

　医者たちはどんな種類の歩行も健康を改善すると言う
が、最善のやり方は、1日30分、1週間に5日歩くこ
とだ。歩きながら、人と快適に話が出来るはずだ。簡単
すぎるように思えたら、より速く歩きなさい。でも、息
が切れるように感じたら、ペースを落としなさい。歩く
ことを仕事のように思ってはいけない。楽しみなさい。
犬を一緒に連れて行きなさい。あるいはひとりふたり友
達を招きなさい。エレベーターを使う代わりに、階段を
上るだけで、必要な歩行が全て出来る人もいる。夜、コ
ンピューターを使用することや、テレビを見る代わりに
散歩しなさい。

　体調をよく保つのに、ヘルスクラブに行かねばならな
いと感じなくてよい。ちょっと椅子から離れ、一方の足
をもう一方の足の前に置き、歩き始めよう。

第2問

〔解答〕

問1　②　　　問2　②　　　問3　④

問4　③　　　問5　①

〔出題者が求めたポイント〕

〔解説〕

問1　as 〜 as possible = as 〜 as S can「可能な限り
　　　〜」。この文は過去なので、could が正解

問2　next to 〜「〜のとなり」。同意の前置詞は beside

問3　bewildered「当惑した」。perplexed が同意。
　　　delighted「喜んでいる」。disappointed「がっかり
　　　した」。irritated「イライラした」

問4　sew up「縫い合わせる、縫合する」。mend「修繕
　　　する」が正解

問5　transmit「伝わる」。come in「入って来る」が正解

第3問
〔解答〕
問1　③　　問2　①　　問3　①　　問4　③
問5　②　　問6　③　　問7　①　　問8　①
問9　③　　問10　④
〔出題者が求めたポイント〕
〔解説〕
問1　take effect「(薬が)効く」
問2　make up for ～「～の埋め合わせをする」
問3　bring about ～「～をもたらす」
問4　the girl was sitting on the chair なので on which となる
問5　theirs = their opinions
問6　teach + O + to V の受動態なので、Ving は不可。不定詞の否定は to の前に not。ゆえに not to tell が正解
問7　If it had not been for ～「～がなかったならば」の If 省略による倒置
問8　regret は動名詞を目的語にとる。ここでは完了動名詞 having Vp.p.
問9　as good as ～「～も同然」
問10　pat me on the shoulder で「私の肩を軽くたたく」

第4問
〔解答〕
問1　⑦-⑤　　問2　②-⑤　　問3　①-④
問4　⑤-⑧　　問5　⑤-⑦
〔出題者が求めたポイント〕
〔解説〕
正解の英文
問1　Thank you for everything you did for me during my stay in Sendai.
問2　Nothing is more important than making an effort in life.
問3　As far as I am concerned, there is no doubt that the project will succeed.
問4　Few adapt to a new culture without feeling some disorientation at first.
問5　The new technology has made it possible for us to acquire more wealth than ever before.

化　学

解答　28年度

1

〔解答〕

問1　⑤　　問2　⑤　　問3　④　　問4　④

問5　④　　問6　⑦　　問7　⑩

〔出題者が求めたポイント〕

同素体，光ファイバーの材料，密度と分子量，価電子，電子式溶液の基本計算，塩の液性

〔解答のプロセス〕

問1　正解は⑤

　同じ元素からできている単体でも，性質が異なるものもある。それは，結合のしかたや結晶の構造が異なるためで，それらを互いに同素体という。

　同素体が存在する元素は，S，C，O，P などがある。炭素の同素体はダイヤモンド，黒鉛(グラファイト)，フラーレン，カーボンナノチューブなどがある。

問2　正解は⑤

　光ファイバーの材料は石英ガラスである。

問3　正解は④

　気体の状態方程式 $PV=nRT$ は，質量 w と分子量 M を用いて $PV=\dfrac{w}{M}RT$ となる。

　また，気体の密度 $\dfrac{w}{V}$ を用いると $M=\dfrac{w}{V}\cdot\dfrac{RT}{P}$ のように表されるので，温度・体積は一定ならば，密度と分子量は比例する。

① Ne＝20　② H$_2$＝2　③ N$_2$＝28　④ O$_2$＝32

⑤ CO＝28　⑥ CH$_4$＝16 より

密度が最も大きい気体は酸素 O$_2$ である。

問4　正解は④

　価電子とは，最も外側の電子殻に存在する1～7個の電子のこと。ただし，希ガスの価電子は0とする。同じ族の典型元素なら，価電子は同じ。

① Li：1個　② Be：2個　③ B：3個　④ N：5個

⑤ O：6個　⑥ F：7個　⑦ Si：4個　⑧ I：7個より

価電子の数が5個である原子は④窒素である。

問5　正解は④

　電子式を書くと，共有電子対，非共有電子対の数がわかる。

　オキソニウムイオン H$_3$O$^+$ の電子式を書くと，

$$\left[\text{H}\overset{\displaystyle\cdot\cdot}{\underset{\displaystyle\text{H}}{:\text{O}:}}\text{H}\right]^+$$

共有電子対3組，非共有電子対1組

問6　正解は⑦

　水酸化ナトリウム水溶液1Lについて計算すると，

1L＝1000mL(cm^3)より，その質量は，1.2×1000＝120g

水溶液に含まれる NaOH(＝40)の質量は，

6.0×40＝240g より

求める質量パーセント濃度は，

$\dfrac{溶質の質量}{溶液の質量}\times100(\%)$より，$\dfrac{240}{1200}\times100＝20(\%)$　…答

問7　正解は⑩

a．CuCl$_2$ は，Cu(OH)$_2$(弱塩基)と HCl(強酸)の中和できるので，液性は酸性を示す。

b．KNO$_3$ は，KOH(強塩基)と HNO$_3$(強酸)の中和できるので，液性は中性を示す。

c．NH$_4$NO$_3$ は，NH$_3$(弱塩基)と HNO$_3$(強酸)の中和できるので，液性は酸性を示す。

d．Na$_2$CO$_3$ は，NaOH(強塩基)と H$_2$CO$_3$(弱酸)の中和できるので，液性は塩基性を示す。

e．(CH$_3$COO)$_2$Ca は，Ca(OH)$_2$(強塩基)と CH$_3$COOH(弱酸)の中和できるので，液性は塩基性を示す。

よって，水溶液が塩基性を示すものはdとeである．

2

〔解答〕

問8　⑦　　問9　⑥　　問10　⑤　　問11　③

問12　⑤　　問13　①

〔出題者が求めたポイント〕

化学反応と体積，浸透圧

〔解答のプロセス〕

問8　正解は⑦

　この反応の反応式は，

　　CaCO$_3$＋2HCl ⟶ CaCl$_2$＋H$_2$O＋CO$_2$

となり気体 A は，二酸化炭素 CO$_2$ である。

問9　正解は⑥

　反応式の係数の比から物質量の比は CaCO$_3$：HCl＝1：2

塩酸のモル濃度を x(mol/L)とすると，CaCO$_3$(＝100)より

$$\dfrac{20}{100}\times2＝0.2\times x$$

$$x＝2.0(\text{mol/L})$$

問10　正解は⑤

　発生した CO$_2$ の物質量は，反応式の係数の比から CaCO$_3$：CO$_2$＝1：1なので

$$\dfrac{20}{100}＝0.2(\text{mol})$$

　CO$_2$ の標準状態での体積は，

　　0.2×22.4＝4.48≒4.5(L)　…答

問11　正解は③

　発生した CO$_2$ の体積は

$$100℃：4.48\times\dfrac{373}{273}(\text{L})　…①$$

$$10℃：4.48\times\dfrac{283}{273}(\text{L})　…②$$

①÷②より

$$\frac{4.48 \times \frac{373}{273}}{4.48 \times \frac{283}{273}} = \frac{373}{283} = 1.31 \fallingdotseq 1.3(倍)$$

問 12　正解は⑤

生成した $CaCl_2$ 水溶液は，次のように電離する。
$CaCl_2$ の物質量も反応式の係数の比から
$CaCO_3 : CaCl_2 = 1 : 1$ なので

$$\frac{20}{100} = 0.20(mol)$$

$$CaCl_2 \longrightarrow Ca^{2+} + 2Cl^-$$
(前)　0.20　　　　　0　　　　　　0　　(mol)
(後)　0　　　　　0.20　　　0.20×2　(mol)

粒子の総物質量は $0.60(mol)$
浸透圧の公式より $\pi v = nRT$ より
　　$\pi \times 3.0 = 0.60 \times 8.31 \times 10^3 \times 300$　…①
　　$\pi = 4.98 \times 10^5 \fallingdotseq 5.0 \times 10^5(Pa)$　…答

問 13　正解は①

$NaCl$ のモル濃度を $c(mol/L)$ とすると，$\pi = cRT$ の式より
　　$4.98 \times 10^5 = c \times 2 \times 8.31 \times 10^3 \times 300$　…②
②式から $c = 0.0998 \fallingdotseq 0.10(mol/L)$
(別解)問 12 と同じ浸透圧，同じ温度なのでモル濃度は等しい。

　　①式と②式から，$c \times 2 = \frac{0.60}{3.0}$，$c = 0.10(mol/L)$

3

〔解答〕

問 14　⑤　　問 15　⑨　　問 16　⑥　　問 17　⑦
問 18　②　　問 19　③　　問 20　①　　問 21　①

〔出題者が求めたポイント〕

アンモニア合成法とグラフ，ルシャトリエの原理

〔解答のプロセス〕

問 16　正解は⑥

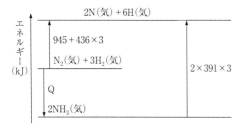

(2 式)の反応熱を $Q(kJ)$ とおくとエネルギー図より，
　　$Q = 2 \times 391 \times 3 - (945 + 436 \times 3) = 93.0(kJ)$
(別解)
　　反応熱 = (生成物の結合エネルギーの和) − (反応物の結合エネルギーの和)より，
　　　　$Q = (2 \times 391 \times 3) - (945 + 436 \times 3) = 93.0(kJ)$

問 17　正解は⑦

N_2(気) + $3H_2$(気) = $2NH_3$(気) + 93kJ より

エ：温度のみを上げると反応速度は大きくなるが，吸熱方向に平衡が移動するので NH_3 の生成量は少なくなる。曲線 d となる。
オ：温度のみを下げると反応速度は小さくなるが，発熱方向に平衡が移動するので NH_3 の生成量は多くなる。曲線 b となる。

問 18　正解は②

カ：圧力のみを上げると気体の分子数の減る方向に平衡が移動するので，NH_3 の生成量は多くなる。また，圧力を上げると反応速度は大きくなる。曲線 a となる。
キ：圧力のみを下げると気体の分子数の増える方向に平衡が移動するので，NH_3 の生成量は少なくなる。また，圧力を下げると反応速度は小さくなる。曲線 e となる。

問 19　正解は③

触媒を用いると反応速度を大きくして，平衡状態に達するまでの時間を短くする。曲線 c となる。

問 20　正解は①

a. (正)触媒を用いても反応速度は大きくなるが平衡定数は変わらない。
b. (誤)触媒は正逆両反応ともに反応速度を大きくする。
c. (誤)この触媒は固体触媒なので不均一系触媒である。均一触媒とは溶液に溶かして用いる触媒であり，このような触媒としては，金属錯体，酸塩基触媒，酵素などがある。

問 21　正解は①

触媒は，反応の活性化エネルギーを小さくする(ただし，反応熱は変化しない)。
また，(1 式)は発熱反応なので正しい図は①である。

4

〔解答〕

問 22　①　　問 23　②　　問 24　①　　問 25　⑥
問 26　②　　問 27　⑥

〔出題者が求めたポイント〕

ニトロベンゼンとアニリンの反応，芳香族化合物の分離

〔解答のプロセス〕

問 22　正解は①

$C_2H_2 \xrightarrow{Fe} C(ベンゼン) \xrightarrow[Fe]{Cl_2} D(クロロベンゼン)$

$\xrightarrow[高温高圧]{NaOHaq} E(ナトリウムフェノキシド)$

化合物 E はナトリウムフェノキシドであり，フェノールより強い酸を加えるとフェノールが生じる。また，フェノールは塩化鉄(Ⅲ)水溶液を加えると，青紫色に呈色する。

問 23　正解は②

$C(ベンゼン) \xrightarrow[濃硫酸]{HNO_3} F(ニトロベンゼン)$

化合物 F はニトロベンゼンであり，特有の甘いにおいをもつ中性の淡黄色の液体。

問 24　正解は④

F（ニトロベンゼン） $\xrightarrow[\text{NaOH}]{\text{Sn　HCl}}$ G（アニリン）

化合物 G はアニリンであり，さらし粉水溶液によって赤紫色に呈色する。

問 25　正解は⑥

化合物 A は *p*－ヒドロキシアゾベンゼンであり，橙赤色を示し染料として用いられる。

また，－OH 基をもつので酸無水物と反応してエステルをつくる。

A の構造式は ⟨⟩－N=N－⟨⟩－OH である。

問 26　正解は②

化合物 B はアセトアニリドであり，かつては解熱剤として使用されていたが，副作用のため現在は使用されていない。

$$\underset{}{\bigcirc}^{NH_2} + \underset{CH_3CO}{\overset{CH_3CO}{>}} O \longrightarrow \underset{B \ (アセトアニリド)}{\bigcirc}^{NH-\underset{\underset{O}{\|}}{C}-CH_3} + CH_3COOH$$

問 27　正解は⑥

ジアゾ化により化合物 G（アニリン）から化合物 H（塩化ベンゼンジアゾニウム）が生成する。

$$\bigcirc^{NH_2} + 2HCl + NaNO_2 \longrightarrow \bigcirc^{N^+\equiv NCl^-} + NaCl + 2H_2O$$

また，塩化ベンゼンジアゾニウムは不安定で分解しやすい物質なので，5℃以上だと次式のように加水分解がおこる。

$$\bigcirc^{N^+\equiv NCl^-} + H_2O \longrightarrow \bigcirc^{OH} + N_2 + HCl$$

得られた 2 種の有機物はフェノールと未反応のアニリンである。この溶液に塩酸を加えると，塩基性物質のアニリンが反応してアニリン塩酸塩になり，水層に移る。フェノールはエーテル層に残る。

平成27年度

問 題 と 解 説

英　語

問題

27年度

第1問　次の英文を読み、＜A＞～＜C＞の設問に答えよ。

Does money make people happier? Studies show that it does—when people at the poverty level are suddenly paid more. (1)Other studies also show that people who lose the money they are used to having become very unhappy. But the most important thing seems to be that people are happiest when they make more than other people. Perhaps one secret of happiness is just to think about people who don't have as much money as you. Sadly, however, the opposite is also true. When you compare yourself to friends and neighbors who have greater incomes, you may become unhappy.

People in poverty need enough food to be healthy but what happens when people suddenly become (　2　)? This is the case in China right now where people have become wealthy, but can only have one child. The result is an army of "little emperors": fat, spoiled children. A child measures happiness in love, not food, and there's nothing good about overfeeding a child.

Richard Layard, director of the London School of Economics, says, "The six key factors now scientifically established to affect happiness most are: mental health, satisfying and secure work, a secure and loving private life, a safe community, freedom, and moral values." It is quite interesting that only one of these has to do with making money. (3)People who realize this think that it is better to be paid in something other than money, for example, time.

Many people are now starting to take time off in different ways. Rather than saving up their vacations for a rushed trip once a year, people are taking a day or so here and there to have smaller, quieter vacations. In some cases, people are going in the other direction and taking vacations of several months or even a year. On these vacations, they don't generally just lie on a beach. Instead, they might volunteer in another country or learn a new skill like a foreign language.

<A>次の問い（問1、問2）に答えよ。

問1　本文の題名として最も適当なものを ① ～ ④ の中から一つ選び、その番号をマークせよ。　1

① Get Rich Quick

② How to Make More Money

③ Money Isn't Everything

④ Throw Away Your Money

問2　本文中の空欄（ 2 ）に入るものとして最も適当なものを ① ～ ④ の中から一つ選び、その番号をマークせよ。　2

① prosper　② prospering　③ prosperity　④ prosperous

<B>次の問い（問1～5）において、本文の内容に合った英文を完成させるために最も適当なものを ① ～ ④ の中から一つ選び、その番号をマークせよ。

問1 The passage is based on (3).

① neighbors and friends

② newspaper reports

③ studies by experts

④ unhappy people

問2 Richard Layard (4).

① compares himself to friends and neighbors

② lives in London

③ probably makes a lot of money

④ studies people and money

問 3 People are happiest when (　5　).

① they make less money than others

② they make more money than others

③ they meet others

④ they work for others

問 4 A "little emperor" is (　6　).

① a child in poverty

② a prince or other member of royalty

③ a spoiled child

④ someone who lives in China

問 5 Sudden wealth can (　7　).

① create social problems

② lead to smaller emperors

③ make people have only one child

④ spoil grandparents

＜Ｃ＞下線部 (1)、(3) の日本語訳として最も適当なものを ① ～ ④ の中から
　　一つ選び、その番号をマークせよ。

問 1　下線部(1)　　8

① また他の研究は、お金を所有することに慣れた人がそれを失うと、
とても不幸せになることも示している

② また他の研究は、とても不幸せな人々は所有するお金を失うこと
も示している

③ また他の研究は、かつてお金を失った人々がとても不幸せになっ
たことも示している

④ また他の研究は、不幸せな人々とはお金を失うことに慣れた人た
ちであることも示している

問2　下線部(3)　[9]

①　このことに気づいた人々は、何よりお金で支払われた方が良いと考える

②　このことに気づいた人々は、より良い支払い方法はお金のみであると考える

③　このことに気づいた人々は、お金はより良い方法で支払われるべきだと考える

④　このことに気づいた人々は、お金以外のもので支払われた方が良いと考える

第2問　次の問い（問1〜5）の英文に引かれた下線部の意味と最も近いものを ① 〜 ④ の中から一つ選び、その番号をマークせよ。

問1　[10]

The traffic in the city center is a real nightmare on Fridays.

① not so bad　② not so good　③ very bad　④ very good

問2　[11]

I have no option but to do what the police officer says.

① can　② cannot　③ must　④ must not

問3　[12]

As a consequence of one bad decision after another, she's lost all her money.

① According to　② Because of　③ In addition to　④ In spite of

問4　[13]

I felt as if my head was spinning and went and lay down for two hours.

① a little tired　② dizzy　③ feverish　④ nauseated

問 5 　14

I <u>can't figure out</u> why she acted the way she did.

① can't ignore 　② can understand 　③ don't think

④ have absolutely no idea

第 3 問 　次の問い（問 1〜1 0）の英文中の空欄（　15　）〜（　24　）に入る最も適当な語句を ①〜④ の中から一つ選び、その番号をマークせよ。

問 1 　Turn right and go straight, and you （　15　） the post office on your left.

① are found 　② found 　③ have found 　④ will find

問 2 　I （　16　） for nearly an hour when the bus arrived.

① had been waiting 　② have been waiting 　③ have waited

④ will have waited

問 3 　I couldn't go to Disneyland with my friend yesterday because I （　17　） finish my homework.

① had to 　② might 　③ must 　④ must have

問 4 　If she had known her teacher's address, she （　18　） to see him.

① came 　② will come 　③ would come 　④ would have come

問 5 　These books are worth （　19　） more than once.

① being read 　② reading 　③ to be read 　④ to read

問 6 　The famous singer was seen （　20　） the restaurant with her partner.

① entered 　② entering 　③ enters 　④ having entered

問 7 　Last January I went to New York, （　21　） as cold as I had expected.

① when wasn't 　② where it wasn't 　③ where wasn't

④ which it wasn't

問8 （ 22 ） I should study abroad is the biggest decision I have to make.

① If　② Unless　③ Whether　④ While

問9　I bought (23) an expensive present that I had little money left.

① enough　② so　③ such　④ very

問10　The man was eating dinner in the restaurant (24).

① in his hat on　② on his hat　③ with his hat in　④ with his hat on

第4問　次の問い（問1～5）の英文に引かれた下線部 ① ～ ④ のうち、語法上誤りのある箇所を一つ選び、その番号をマークせよ。

問1　| 25 |　Paul ①thinks he is ②superior than ③us ④because he is rich.

問2　| 26 |　①Technologies, ②such as e-mail and videoconferencing, ③have made business ④as efficient than ever.

問3　| 27 |　You ①need to ②fill out both your phone number ③or ④e-mail address.

問4　| 28 |　She ①injured ②while she ③was playing ④tennis.

問5　| 29 |　They ①discussed about ②the problem ③till late ④at night.

第5問　それぞれの日本文の意味に合うように、[　]内の語句を並べかえて意味の通る英文を作り、空欄（ 30 ）～（ 39 ）に入る語句の番号をマークせよ。（選択肢は、文頭に来る文字も小文字で表記してある。）

問1　母が私にその事実を語ったのは何年もたってからのことだった。

It was (　　) (30) (　　) that (　　) (　　) (31) (　　) the fact.

[① about　② after　③ me　④ my mother　⑤ only　⑥ told　⑦ years]

問2 このコンピュータはどんな問題でも解くことができる。

This ( ) ( ) (32) ( ) (33) ( ) ( ).

[① any ② capable ③ computer ④ is ⑤ of ⑥ problem ⑦ solving]

問3 私に関する限り、その件には全く関係がない。

( ) ( ) (34), I have ( ) (35) ( ) ( ) the

matter.

[① as far as ② concerned ③ do ④ I am ⑤ nothing ⑥ to ⑦ with]

問4 先生は私たちがもっと古代日本の文化を勉強するように促した。

The teacher ( ) (36) ( ) (37) ( ) ( ).

[① ancient ② encouraged ③ Japanese culture ④ us ⑤ study ⑥ to]

問5 あなたは準備もしないで試験を受けるようなことをしないくらいの
分別をつけるべきです。

You should ( ) ( ) (38) ( ) (39) ( )
( ).

[① any preparation ② an examination ③ better ④ know ⑤ than
⑥ to take ⑦ without]

化 学

問題

27年度

必要ならば，つぎの数値を用いなさい。

原子量：　H = 1, C = 12, N = 14, O = 16, Na = 23, Mg = 24, S = 32, Cl = 35.5, Ca = 40, Mn = 55,
　　　　　Fe = 56, Cu = 63.5, Br = 80, Ag = 108

アボガドロ定数：$N_A = 6.02 \times 10^{23}$ /mol

【 I 】　以下の問いに答えよ。

問1　つぎの塩のうち，水溶液が塩基性を示す正塩はどれか。

① NH_4Cl ② $Mg(OH)_2$ ③ $CaCl(OH)$ ④ $NaHCO_3$
⑤ $NaCl$ ⑥ Na_2CO_3 ⑦ $CuSO_4$ ⑧ KNO_3

問2　つぎの化学反応式のうち，下線部の物質が還元剤として作用しているものの組合せはどれか。

a　$I_2 + \underline{SO_2} + 2H_2O \rightarrow 2HI + H_2SO_4$

b　$\underline{SO_2} + 2H_2S \rightarrow 3S + 2H_2O$

c　$2KI + \underline{Br_2} \rightarrow 2KBr + I_2$

d　$\underline{H_2O_2} + H_2SO_4 + 2KI \rightarrow I_2 + 2H_2O + K_2SO_4$

e　$2KMnO_4 + 5\underline{H_2O_2} + 3H_2SO_4 \rightarrow 2MnSO_4 + 5O_2 + 8H_2O + K_2SO_4$

問3　つぎの記述のうち，正しいものの組合せはどれか。

a　質量数14の窒素原子1個の質量は，約 2.33×10^{-24} g である。

b　14.8 g のプロピオン酸の物質量は 0.168 mol である。

c　標準状態で 2.80 L の気体（純物質）の質量が 8.00 g であるとき，この気体の分子量は 64.0 である。

d　同温・同圧における気体の密度は，メタン，塩化水素，二酸化炭素の順で小さくなる。

e　18.5 g の水酸化カルシウムに含まれる陽イオンと陰イオンの総数は約 4.52×10^{23} 個である。

問4　つぎの記述のうち，正しいものの組合せはどれか。

a　モル濃度を用いると，ある体積の溶液を測りとったとき，その溶液中に含まれる溶質の物質量がわかる。

b　モル体積は，その物質のモル質量に密度を掛けたものに等しい。

c　水のイオン積の単位は，$(mol/L)^2$ である。

d　質量モル濃度は，溶液 1 kg 当たりに溶けている溶質の物質量（mol）を表した濃度である。

e　希薄溶液の沸点上昇度や凝固点降下度の測定では，モル濃度を用いる。

【問2〜4の解答群】

① (a, b)　　② (a, c)　　③ (a, d)　　④ (a, e)　　⑤ (b, c)

⑥ (b, d)　　⑦ (b, e)　　⑧ (c, d)　　⑨ (c, e)　　⑩ (d, e)

問5　20.0 % 水酸化ナトリウム水溶液中の NaOH と H_2O の物質量の比（$NaOH : H_2O$）として，最も近いものはどれか。

① 12 : 1　　② 9 : 1　　③ 6 : 1　　④ 4 : 1　　⑤ 2 : 1

⑥ 1 : 2　　⑦ 1 : 4　　⑧ 1 : 6　　⑨ 1 : 9　　⑩ 1 : 12

問6　20.0 % の水酸化ナトリウム水溶液 100 g に水を加えて全量が 200 mL になるまで希釈した。希釈してできた水酸化ナトリウム水溶液のモル濃度は何 mol/L か。最も近い値はどれか。

① 0.250　　② 0.500　　③ 0.750　　④ 1.00　　⑤ 1.25

⑥ 1.50　　⑦ 2.00　　⑧ 2.50　　⑨ 3.50　　⑩ 5.00

【Ⅱ】 食酢に含まれる酢酸の濃度を求めるために，つぎの中和滴定を行った。以下の問いに答えよ。ただし，食酢には水と酢酸のみが含まれるものとする。

(1) 食酢 10 mL を ア でとり，100 mL の イ に入れた後，蒸留水を加えて 100 mL とした。

(2) (1)の希釈液 10 mL を別の ア でとり， ウ に入れた後，pH 指示薬 A の溶液を数滴加えた。

(3) エ に 0.10 mol/L 水酸化ナトリウム水溶液を入れ，これを(2)の水溶液に滴下していくと，7.2 mL 加えたところで， ウ 内の溶液の色が無色から淡赤色に変化した。

問7 ア ～ エ にあてはまる器具の正しい組合せはどれか。

	ア	イ	ウ	エ
①	こまごめピペット	コニカルビーカー	メスフラスコ	ビュレット
②	こまごめピペット	コニカルビーカー	メスフラスコ	ホールピペット
③	こまごめピペット	メスフラスコ	コニカルビーカー	ビュレット
④	こまごめピペット	メスフラスコ	コニカルビーカー	ホールピペット
⑤	ホールピペット	コニカルビーカー	メスフラスコ	ビュレット
⑥	ホールピペット	コニカルビーカー	メスフラスコ	ホールピペット
⑦	ホールピペット	メスフラスコ	コニカルビーカー	ビュレット
⑧	ホールピペット	メスフラスコ	コニカルビーカー	ホールピペット
⑨	ビュレット	コニカルビーカー	メスフラスコ	ホールピペット
⑩	ビュレット	メスフラスコ	コニカルビーカー	ホールピペット

問8 ア ～ エ の器具のうち，蒸留水でぬれたまま用いてもよいものはどれか。

① アのみ   ② イのみ   ③ ウのみ   ④ エのみ

⑤ アとウ   ⑥ アとエ   ⑦ イとウ   ⑧ イとエ

問 9 pH 指示薬 A はどれか。

① メチルオレンジ　　　② メチルレッド　　　　③ フェノールフタレイン
④ ブロモチモールブルー　⑤ ニンヒドリン

問 10 希釈する前の食酢に含まれる酢酸のモル濃度は何 mol/L か。最も近い値はどれか。

① 3.6×10^{-2}　　② 7.2×10^{-2}　　③ 0.14　　　　④ 0.36　　　　⑤ 0.72
⑥ 1.4　　　　　　⑦ 3.6　　　　　　⑧ 7.2　　　　　⑨ 14　　　　　⑩ 36

問 11 希釈する前の食酢の pH はいくらか。最も近い値はどれか。ただし，酢酸の電離定数 K_a を 1.8×10^{-5} mol/L, $\log_{10} 2 = 0.30$, $\log_{10} 3 = 0.48$, $\sqrt{13} = 3.6$ とする。

① 1.9　　　　　② 2.4　　　　　③ 2.9　　　　　④ 3.4　　　　⑤ 3.9
⑥ 4.4　　　　　⑦ 4.9　　　　　⑧ 5.4　　　　　⑨ 5.9　　　　⑩ 6.4

問 12 食酢を水で希釈したときの pH と酢酸の電離度の変化について，正しい組合せはどれか。ただし，温度は一定とする。

	pH	酢酸の電離度
①	小さくなる	小さくなる
②	小さくなる	変化しない
③	小さくなる	大きくなる
④	変化しない	小さくなる
⑤	変化しない	変化しない
⑥	変化しない	大きくなる
⑦	大きくなる	小さくなる
⑧	大きくなる	変化しない
⑨	大きくなる	大きくなる

【Ⅲ】　つぎの文章を読んで，以下の問いに答えよ。

　等しい物質量の 5 種類の金属イオン Ag^+, Ca^{2+}, Mn^{2+}, Cu^{2+}, Fe^{3+} を含む水溶液に希塩酸を加えると，沈殿 A が生じた。沈殿 A をろ過して分離し，十分量の熱湯へ加えても沈殿 A は溶けなかった。次に，ろ液に硫化水素を吹き込み，生じた沈殿 B をろ過して分離した。a) 沈殿 B に希硝酸を加え加熱し，これに過剰のアンモニア水を加えると，深青色溶液となった。沈殿 B を分離したろ液を煮沸したのち，b) 硝酸を加えて加熱した。そこへ，塩化アンモニウムとアンモニア水を加えたところ，沈殿 C が生じた。沈殿 C をろ過して分離し，ろ液に硫化水素を吹き込むと，沈殿 D が生じた。沈殿 D をろ過して分離したろ液に炭酸アンモニウム水溶液を加えると，沈殿 E が生じた。すべての金属イオンは，純物質の沈殿として完全に分離することができた。

問 13　沈殿 A を過剰のアンモニア水に加えたところ，完全に溶解した。このとき，沈殿 A に含まれていた金属は，主にどのようなイオンとして溶解しているか。

① Ag^+　　②$[Ag(NH_3)_2]^+$　③ Ca^{2+}　　④ Mn^{2+}　　⑤ MnO_4^{2-}
⑥ Cu^{2+}　　⑦$[Cu(NH_3)_4]^{2+}$　⑧ $[CuCl_4]^{2-}$　⑨ Fe^{2+}　　⑩ Fe^{3+}

問 14　下線部 a) では 3.00 mol/L のアンモニア水を使用した。市販の 28.0 % アンモニア水を水で希釈して 3.00 mol/L のアンモニア水 200 mL を調製するとき，28.0 % アンモニア水は何 mL 必要か。最も近い値はどれか。ただし，28.0 % アンモニア水の密度は 0.900 g/cm³ とする。

① 1.02　　② 2.62　　③ 3.64　　④ 4.05　　⑤ 10.2
⑥ 26.2　　⑦ 36.4　　⑧ 40.5　　⑨ 51.0

問 15　下線部 a) で生じた深青色溶液に溶けている錯イオンの配位子の名称はどれか。

① アンミン　　② アクア　　③ シアニド　　④ ヒドロキシド
⑤ クロリド　　⑥ フルオリド　⑦ ブロミド　　⑧ チオスルファト

問 16 下線部 a) の操作でアンモニア水を加え始めると，深青色溶液に変化する前に青白色沈殿が生じる。5.26 g の沈殿 B を用いると，理論上，何 g の青白色沈殿が得られるか。最も近い値はどれか。ただし，沈殿 B に含まれる金属イオンはすべて青白色沈殿として分離されるものとする。

① 3.82   ② 4.37   ③ 4.99   ④ 5.37   ⑤ 5.88
⑥ 6.54   ⑦ 7.23   ⑧ 7.81   ⑨ 8.60

問 17 下線部 b) で，硝酸を加えて加熱する理由として最も適切なものはどれか。

① 二酸化硫黄を完全に追い出すため。
② 一酸化窒素を完全に追い出すため。
③ 二酸化窒素を完全に追い出すため。
④ 塩化水素を完全に追い出すため。
⑤ アンモニアを完全に追い出すため。
⑥ ろ液中のある特定のイオンを酸化するため。
⑦ ろ液中のある特定のイオンを還元するため。

問 18 沈殿 C の色はどれか。

① 黒色   ② 緑白色   ③ 赤褐色   ④ 黄色
⑤ 淡桃色   ⑥ 紫色   ⑦ 青白色

問 19 得られた沈殿 A，沈殿 B，沈殿 D の質量はどのような大小関係になるか。

① 沈殿 A > 沈殿 B > 沈殿 D   ② 沈殿 A > 沈殿 D > 沈殿 B
③ 沈殿 B > 沈殿 A > 沈殿 D   ④ 沈殿 B > 沈殿 D > 沈殿 A
⑤ 沈殿 D > 沈殿 A > 沈殿 B   ⑥ 沈殿 D > 沈殿 B > 沈殿 A

【Ⅳ】　炭素，水素，酸素からなる化合物 A の構造を決定するために実験を行い，(1)〜(6)の実験結果を得た。以下の問いに答えよ。

実験結果(1)　　化合物 A 17.2 mg を完全燃焼させたところ，二酸化炭素 35.2 mg，水 10.8 mg を生じた。

実験結果(2)　　化合物 A の分子量は 172 と測定された。

実験結果(3)　　3.20 g の臭素を含む溶液に 3.44 g の化合物 A を加えたところ，臭素の赤褐色が消えて無色になった。

実験結果(4)　　実験結果(3)で生じた化合物は，不斉炭素原子をもっていた。

実験結果(5)　　化合物 A に水酸化ナトリウム水溶液を十分量加えて加熱した後，適切な処理をしたところ，2 価カルボン酸 B（分子量 116）とアルコール C が 1:2 の物質量の比で得られた。

実験結果(6)　　2 価カルボン酸 B を約 160 ℃ で加熱したところ，酸無水物 D が主な生成物として得られた。

問20　化合物 A の組成式として，正しいものはどれか。

① CHO_2
② CH_2O_2
③ C_2H_3O
④ $C_2H_3O_2$
⑤ C_3H_2O
⑥ $C_3H_5O_2$
⑦ $C_5H_{10}O$
⑧ C_6H_6O

問21　化合物 A の分子式として，正しいものはどれか。

① $C_8H_{12}O_4$
② $C_8H_{16}O_3$
③ $C_9H_{16}O_3$
④ $C_{10}H_{15}O_5$
⑤ $C_{10}H_{20}O_2$
⑥ $C_{11}H_8O_2$
⑦ $C_{11}H_{24}O$
⑧ $C_{12}H_{12}O_2$

問22　常温で臭素を含む溶液に加えるだけで，実験結果(3)と同様に，臭素の赤褐色を消失させる化合物はどれか。

a　ベンゼン
b　アセトン
c　シクロヘキセン
d　シクロヘキサン

① a のみ　　② b のみ　　③ c のみ　　④ d のみ　　⑤ a と b

⑥ a と c　　⑦ a と d　　⑧ b と c　　⑨ b と d　　⑩ c と d

問 23　アルコール C に関する記述のうち，<u>誤ったもの</u>の組合せはどれか。

a　かつては木材の乾留で得られていたが，現在は触媒を用いて一酸化炭素と水素から高温・高圧で合成されている。

b　ヨードホルム反応を示す液体である。

c　酵母によるグルコースなどのアルコール発酵によって生じる。

d　無色で粘性のある不揮発性の液体である。

e　工業的には，リン酸を触媒としてエチレンに水を付加させて合成する。

① (a, b)　　② (a, c)　　③ (a, d)　　④ (a, e)　　⑤ (b, c)

⑥ (b, d)　　⑦ (b, e)　　⑧ (c, d)　　⑨ (c, e)　　⑩ (d, e)

問 24　実験結果(5)で起こった反応はどれか。

① エステル化　　② アセチル化　　③ ニトロ化　　④ 加水分解

⑤ 酸化　　　　　⑥ 還元　　　　　⑦ 脱水　　　　⑧ 重合

問 25　酸無水物 D の構造式はどれか。

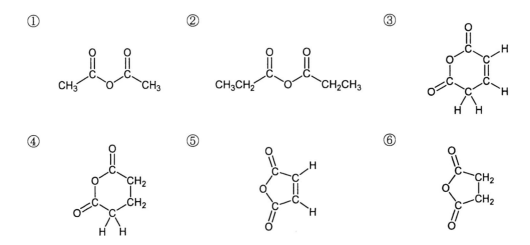

英　語

解答　27年度

第1問

〔解答〕

＜A＞

問1　③　　　問2　④

＜B＞

問1　③　　　問2　④　　　問3　②

問4　③　　　問5　①

＜C＞

問1　①　　　問2　④

〔出題者が求めたポイント〕

〔解説〕

＜A＞

問1　全体の論旨が「幸せは金ではない」なので、Money Isn't Everything が適切。

問2　become の右は形容詞が適切。よって prosperous。

＜B＞

問1　この文章は、様々な「研究」に基づいているので、studies by experts が適切。

問2　ロンドン経済学校の人なので、money の研究をしていると考えられる。

問3　第1パラグラフ第3文に一致。

問4　第2パラグラフ第3文、"little emperors" の後のコロン以下に、fat, spoiled children と説明がある。

問5　第2パラグラフの "little emperor" 現象を、抽象的に social problem と表現した1が正解。

＜C＞

問1　be used to ～ ing は「～するのに慣れている」、used to do は「かつて～したものだ」。違いをしっかり意識すること。

問2　other than ～「～以外の」。

〔全訳〕

　金は人をより幸せにするか。いくつかの研究によれば、幸せにする — 貧困レベルにある人が突然たくさん金を貰ったときには。また他の研究は、お金を所有することに慣れた人がそれを失うと、とても不幸せになることも示す。しかし、最も重要なことは、人は他の人よりも多く金を稼ぐとき一番幸せであることのようだ。おそらく幸せであるためのひとつの秘密は、あなたよりも金を持っていない人のことをちょっと考えてみることだ。しかし悲しいことに、その反対もまた真実だ。あなたがあなたよりも収入の多い友人や隣人を自分と比較するとき、あなたは不幸になるかもしれない。

　貧しい人は健康であるために十分な食べものが必要だが、人は突然豊かになったとき何が起こるのか。これは、豊かになったが子供が一人しか持てない中国で、今まさに起こっていることだ。その結果は、太って、甘やかされた「小皇帝」の大群だ。子供は幸せを食べ物ではなく愛で計る。そして、子供に食べ物を与え過ぎて良いことは何もない。

　ロンドン経済学校の理事、リチャード・レイヤードは、「幸せに最も影響を与えると科学的に証明された6つの主要素は、精神の健全さ、満足ゆく安定した仕事、安心と愛のある私的生活、安全な地域社会、自由、そして道徳的価値観」と語る。これらのうちのたったひとつしか金儲けと関係がないことは極めて興味深い。このことに気づいた人は、金以外のもの、例えば時間、で支払われた方がよいと考える。

　多くの人は今、様々なことをして仕事を休む。年一度の忙しい旅行用に休暇を貯めるのではなく、ちょっとした静かな休みのために一日かそこらを使っている。この逆で、数ヶ月か1年もの休暇を取る場合もある。こうした休暇において、彼らは一般的に、単に海岸に横たわっているだけではない。そうではなく、彼らは他国でボランティアをしたり、外国語のような新たなスキルを学んだりするかもしれない。

第2問

〔解答〕

問1　③　　　問2　③　　　問3　②

問4　②　　　問5　④

〔出題者が求めたポイント〕

〔解説〕

問1　a real nightmare で「真の悪夢」。極めて悪いことなので、very bad が正解。

問2　have no option but to do「～するより他に選択肢がない」。

問3　as a consequence of ～「～の結果として」。because of ～「～が原因で」が一番近い。according to ～「～によれば」、in spite of ～「～にもかかわらず」。

問4　as if my head was spinning「まるで頭が回転するかのように」なので、「めまいがする」の dizzy が適切。feverish「熱っぽい」、nauseated「吐き気がする」。

問5　figure out ～「～を理解する」なので、have absolutely no idea「まったく分からない」が正解。

第3問

〔解答〕

問1　④　　　問2　①　　　問3　①　　　問4　④

問5　②　　　問6　②　　　問7　②　　　問8　③

問9　③　　　問10　④

〔出題者が求めたポイント〕

〔解説〕

問1　命令文, and ～「…しなさい、そうすれば～」の構文なので、and 以下はこれからのこと。よって

examination without any preparation.

will が入る。

問2　「バスが到着した時まで約1時間待っていた」という内容。過去の一時点までの継続は過去完了形になる。ここでは継続を強調するために、過去完了進行形になっている。

問3　過去のことなので、have to の過去形 had to が適切。must have の後ろに原形は来れない。

問4　If 節が had + 過去分詞、なので、帰結節は would have + 過去分詞、が適切。

問5　be worth ～ ing で「～する価値がある」。

問6　知覚動詞 see の受動態なので、was seen の次に来るのは、to 不定詞、現在分詞、過去分詞、のいずれか。ここでは、「レストランに入る所を見られた」なので、entering が適切。

問7　when、where は主語になれないので、①、③は不可。which は代名詞。よって④は主語が二つになり不可。

問8　is the biggest decision ～ の主語になれる名詞節を導く接続詞でなければならないので、Whether が正解。If は名詞節として文頭には使えない。

問9　such ～ that…構文。so は、so expensive a present that の語順なら可。

問10　with his hat on で「帽子を被って」。いわゆる付帯状況の with。

第4問
〔解答〕
問1　②　　　問2　④　　　問3　③
問4　①　　　問5　①
〔出題者が求めたポイント〕
〔解説〕
問1　superior than は superior to が正しい。
問2　as は more が正しい。
問3　or は and が正しい。
問4　injured は was injured が正しい。
問5　discussed about は discussed が正しい。

第5問
〔解答〕
問1　②－③　　　問2　②－⑦　　　問3　②－⑥
問4　④－⑤　　　問5　⑤－②
〔出題者が求めたポイント〕
〔正解の英文〕
問1　It was only after years that my mother told me about the fact.
問2　This computer is capable of solving any problem.
問3　As far as I am concerned, I have nothing to do with the matter.
問4　The teacher encouraged us to study ancient Japanese culture.
問5　You should know better than to take an

化 学

解答 　　　　　27年度

Ⅰ

〔解答〕

問1	問2	問3	問4	問5	問6
⑥	④	⑨	②	⑨	⑧

〔出題者が求めたポイント〕

塩と液性，酸化数，モル計算，モル濃度の計算

〔解法のプロセス〕

問1

①　NH_4Cl：酸性，正塩

②　$Mg(OH)_2$：塩基性，塩ではない。

③　$CaCl(OH)$：塩基性，塩基性塩

④　$NaHCO_3$：塩基性，酸性塩

⑤　$NaCl$：中性，正塩

⑥　Na_2CO_3：塩基性，正塩

⑦　$CuSO_4$：酸性，正塩

⑧　KNO_3：中性，正塩

　　よって⑥が正解。

問2　酸化数が増加した原子を含む物質を還元剤という。

a.　$\underset{(+4)}{SO_2} \longrightarrow \underset{(+6)}{H_2SO_4}$

b.　$\underset{(+4)}{SO_2} \longrightarrow \underset{(0)}{S}$

c.　$\underset{(0)}{Br_2} \longrightarrow \underset{(-1)}{KBr}$

d.　$\underset{(-1)}{H_2O_2} \longrightarrow \underset{(-2)}{H_2O}$

e.　$\underset{(-1)}{H_2O_2} \longrightarrow \underset{(0)}{O_2}$

過酸化水素 H_2O_2 は通常は，相手物質から電子を奪うので酸化剤として働く。しかし相手が強力な酸化剤である $KMnO_4$ や $K_2Cr_2O_7$ に対しては，還元剤として働く。a, e が正解。

問3 a　窒素 ^{14}N 1mol の質量は14gであるから，^{14}N 原子1個の質量は，

$$\frac{14}{6.02 \times 10^{23}} = 2.325 \times 10^{-23}$$
$$\fallingdotseq 2.33 \times 10^{-23}(g)$$

よって誤り。

b.　14.8g のプロピオン酸 C_2H_5COOH の物質量は，プロピオン酸の分子量74なので

$$\frac{14.8}{74} = 0.2(mol)　よって誤り。$$

c.　標準状態で 2.80L の気体の物質量は

$$\frac{2.80}{22.4} = 0.125(mol)$$

この気体の質量が 8.00g のときの分子量は

$$\frac{8.00}{0.125} = 64.0　よって正しい。$$

d.　アボガドロの法則によって同温・同圧における気体の密度は分子量に比例する。よって密度は，メタン CH_4(分子量 16)，塩化水素 HCl(分子量 36.5)，二酸化炭素 CO_2(分子量 44)の順で大きくなる。よって誤り。

e.　18.5g の水酸化カルシウム $Ca(OH)_2$(式量 74)の物質量は

$$\frac{18.5}{74} = 0.25\,mol$$

Ca^{2+}：OH^- の個数比は1：2なので，陽イオンと陰イオンの総数は

$$0.25 \times 6.02 \times 10^{23} \times 3 = 4.515 \times 10^{23}$$
$$\fallingdotseq 4.52 \times 10^{23} 個$$
正しい。

よって⑨が正解。

問4　a は正しい。モル濃度の決まった溶液では，溶液の体積を測定するだけで，溶液中に含まれる溶質の物質量がわかる利点がある。

b は誤り。モル体積とは，物質 1mol 当たりの体積なので，モル質量を密度で割ったものに等しい。

$$密度(g/L) = \frac{モル質量(g/mol)}{モル体積(L/mol)}$$

c は正しい。25℃での水のイオン積は次のようになる。

$$K_w = [H^+][OH^-] = 1.0 \times 10^{-14}(mol/L)^2$$

d は誤り。溶液1kg ではなく溶媒1kg が正しい。

e は誤り。モル濃度ではなく質量モル濃度が正しい。

よって②が正解。

問5　$NaOH$ の物質量：H_2O の物質量

$$= \frac{20}{100} \times \frac{1}{40} : \frac{80}{100} \times \frac{1}{18}$$
$$= 9 : 80$$
$$\fallingdotseq 1 : 9　よって⑨が正解。$$

問6　(濃い溶液中の溶質の物質量)

　　　　＝(水で薄めた後の溶液中の溶質の物質量)

　　なので　$NaOH$ の物質量は

$$100 \times \frac{20}{100} \times \frac{1}{40} = 0.5\,mol$$

よって希釈した $NaOH$ 水溶液のモル濃度は

$$\frac{0.5}{0.2} = \underline{2.5\,mol/L}　⑧が正解。$$

Ⅱ

〔解答〕

問7	問8	問9	問10	問11	問12
⑦	⑦	③	⑤	②	⑨

〔出題者が求めたポイント〕

食酢の定量実験。モル濃度の計算。弱酸の pH 計算。

〔解法のプロセス〕

問7　こまごめピペットは精度が高くないので，滴定の実験には用いない。ビュレットは，滴下した量を計る器具。

問8　ホールピペットやビュレットの内壁が水でぬれていると，標準溶液や検液の濃度がうすまり，溶質の物

質量が変化する。これらの器具は，使用する液で洗っておく必要がある。（共洗いという）

メスフラスコとコニカルビーカーは水でぬれていてもよい。（水でうすめても溶質の物質量は変わらないため）

問9　弱酸を強塩基で滴定するから中和点は弱塩基である。そのために塩基性側に変色域をもつ指示薬を用いる必要がある。

よって，フェノールフタレイン（変色域は 8.0（無）～9.8（赤））の③が正解。

問10　食酢中の酢酸のモル濃度を x(mol/L) とすると，はじめ 10mL とって 100mL に薄めているので，$\dfrac{x}{100}$(mol/L) になる。

また，ちょうど中和したとき，次の中和の公式が成立する。

（酸から生じる H^+ の物質量）
$$= （塩基から生じる OH^- の物質量）$$
$$1 \times x \times \frac{10}{100} \times \frac{10}{1000} = 1 \times 0.10 \times \frac{7.2}{1000}$$
$$x = 0.72 \text{(mol/L)}$$
⑤が正解。

問11　$[H^+] = \sqrt{KaC}$
$$= \sqrt{1.8 \times 10^{-5} \times 0.72}$$
$$= \sqrt{12.96 \times 10^{-6}}$$
$$\fallingdotseq \sqrt{13} \times 10^{-3} = 3.6 \times 10^{-3}$$

$pH = -\log_{10}[H^+]$
$$= -\log_{10} 3.6 \times 10^{-3}$$
$$= \underline{2.44}$$
②が正解。

問12　$[H^+] = \sqrt{KaC}$ より　Ka は濃度によらない定数なので C ⟶ 小になるほど $[H^+]$ ⟶ 小

$pH = -\log[H^+]$ より $[H^+]$ ⟶ 小と pH ⟶ 大。

また電解度を α とおくと，
$$\alpha = \sqrt{\frac{Ka}{C}} の関係が成立。$$

これも Ka は一定なので，
C ⟶ 小になるほど α ⟶ 大。

よって⑨が正解。

Ⅲ
〔解答〕

問13	問14	問15	問16	問17	問18	問19
③	⑧	①	④	⑥	③	①

〔出題者が求めたポイント〕
金属イオンの系統分離。

〔解法のプロセス〕
イオンを次々に沈殿させてゆき，分け取る手法を，系統分離という。（解答解説の最後を参照）

問13　AgCl は過剰の NH_3 水に溶けることで検出する。
$$Ag^+ \longrightarrow AgCl\downarrow（白）\longrightarrow [Ag(NH_3)_2]^+（無）$$

問14　希釈前と希釈後における NH_3（溶質）の質量は等しい。NH_3 水を xmL 必要とすると，
$$x \times 0.900 \times \frac{28}{100} = 3.00 \times \frac{200}{1000} \times 17$$
$$x = 40.47$$
$$\fallingdotseq 40.5 \text{mL} \qquad ⑧が正解。$$

問15　Cu^{2+}（青）⟶ $Cu(OH)_2\downarrow$（青白）
$$\longrightarrow [Cu(NH_3)_4]^{2+}（深青）$$
配位子は中心金属イオンに配位結合する分子や陰イオンのことである。$[Cu(NH_3)_4]^{2+}$ の配位子は NH_3 アンミン。　①が正解。

問16　$CuS \longrightarrow Cu(OH)_2$
沈殿B　　青白色沈殿
得られる青白色沈殿の質量を xg とおくと，
CuS（式量 95.5）と $Cu(OH)_2$（式量 97.5）の物質量は 1：1 なので
$$\frac{5.26}{95.5} = \frac{x}{97.5} \qquad x = 5.37\text{(g)}$$
④が正解。

問17　Fe^{3+} は H_2S によって還元され Fe^{2+} の状態になっているので，硝酸で酸化してもとの Fe^{3+} に戻す。
⑥が正解。

問18　沈殿 C は $Fe(OH)_3$ 赤褐色。

問19　物質量はそれぞれ等しいので質量は式量に比例する。沈殿 A は AgCl（式量 143.5），沈殿 B は CuS（式量 95.5），沈殿 D は MnS（式量 87）なので①が正解。

Ⅳ
〔解答〕

問20	問21	問22	問23	問24	問25
③	①	③	③	④	⑤

〔出題者が求めたポイント〕
元素分析の計算，二重結合の付加反応，エステルの構造決定。

〔解法のプロセス〕

問20　$C：35.2 \times \dfrac{12}{44} = 9.6$mg

$H：10.8 \times \dfrac{2}{18} = 1.2$mg

$O：17.2 - (9.6 + 1.2) = 6.4$mg

$C：H：O = \dfrac{9.6}{12} : \dfrac{1.2}{1} : \dfrac{6.4}{16}$
$$= 2 : 3 : 1$$
組成式 C_2H_3O　③が正解。

問21　A の分子式 $(C_2H_3O)_n$ とすると分子量は
$$43n = 172$$
$$n = 4$$
A の分子式 $C_8H_{12}O_4$　①が正解。

問22　不飽和結合（C＝C 結合，C≡C 結合）に臭素付加がおこると，臭素の色が脱色される。ベンゼンは通

常付加反応はしない。またカルボニル基 C＝O の二重結合には Br_2 は付加しない。③が正解。

問 23　化合物 A の C＝C の数を n とすると，
C＝C 結合 1mol には，Br_2 1mol が付加するから

$$\frac{3.44}{172} \times n = \frac{3.2}{160}$$
$$n = 1$$

化合物 A には二重結合 1 つもつことがわかった。実験結果(5)より化合物 A はけん化することによってエステルとわかる。けん化によって 2 価カルボン酸 B とアルコール C が得られ，2 価カルボン酸 B の分子量 116 から $C_4H_4O_4$ とわかる。けん化前は B と C はエステル結合していたので A は分子中にエステル結合を 2 個もつ。A の炭素数は 8，B の炭素数は 4 なので，考えられるアルコール C はエタノール C_2H_5OH 2 分子である。

$$C_8H_{12}O_4 \xrightarrow{\text{けん化}} C_4H_4O_4 + 2C_2H_5OH$$

a は誤り。メタノールの工業的製法。
d は誤り。エタノールは揮発性が強い。
　　③が正解。

問 24　実験結果(5)は，水酸化ナトリウム水溶液を用いたエステルの加水分解（けん化）である。④が正解。

問 25　シス形のマレイン酸を約 160℃で加熱すると，分子内脱水をおこし酸無水物の無水マレイン酸に変化する。

H₂C=C(C=O)(OH)-C(C=O)(OH) → 無水マレイン酸 + H_2O

マレイン酸　　　　　　無水マレイン酸

　　　　　　　　　　　　　　⑤が正解。

Ⅲ （金属イオンの系統分離）

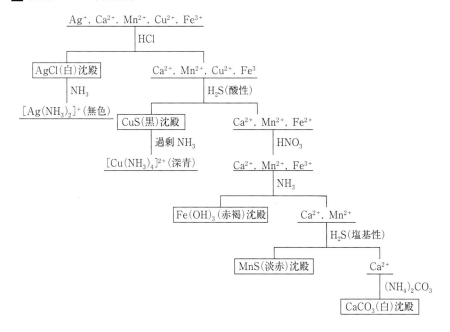

東北医科薬科大学　薬学部(推薦)入試問題と解答

令和2年5月13日　初版第1刷発行

編　集　みすず学苑中央教育研究所

発行所　株式会社ミスズ　　　　　　　　　定価　本体3,000円＋税

〒167−0053

東京都杉並区西荻南2丁目17番8号

ミスズビル1階

電　話　03（5941）2924（代）

印刷所　タカセ株式会社

●本シリーズ掲載の入試問題について、万一、掲載許可手続きに遺漏や不備があると思われるものがありましたら、当社までお知らせ下さい。

●乱丁・落丁等につきましてはお取り替えいたします。

●本書の内容についてのお問合せは、具体的な質問内容を明記のうえ、ハガキ・封書を当社宛にお送りいただくか、もしくは下記のアドレスまでお問合せ願います。

〈 お問合せ用アドレス：https://www.examination.jp/contact/ 〉